# ARCHE

# SOWA

*mit einer Geschichte von Gerhard Polt*

Haffmans Verlag

»Und du sollst in das Buch tun allerlei Tiere
von allem Fleisch, je ein Paar, Männlein und Weiblein,
daß sie lebendig bleiben bei uns.
Von den Vögeln nach deiner Art, von dem Vieh nach deiner Art
und von allerlei Gewürm auf Erden nach deiner Art:
Von den allen soll je ein Paar ins Buch kommen – ist das klar?«

*Aus Bernsteins Bibel, 1. Mose 6, Vers 18-20*

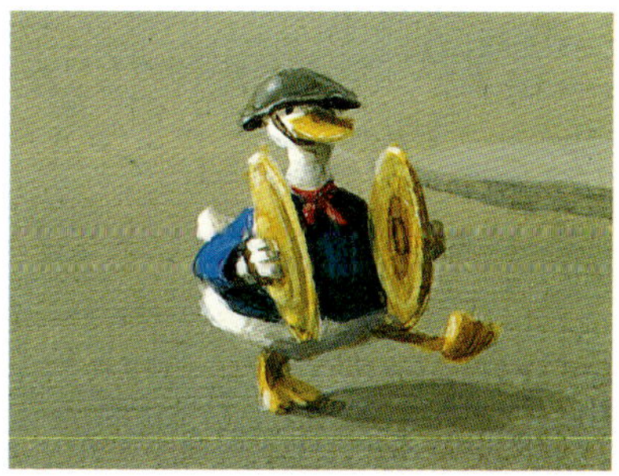

# DER RUHE-ERZWINGER

*Eine Tiergeschichte von Gerhard Polt*

»Ist da noch frei?« frage ich, hoffend, in der Gaststätte noch einen Platz zu ergattern.

»Freilich«, sagt der Mann am Tisch. »Setzen S' Eahner ruhig hin.«

Endlich, ich sitze. So, und jetzt die Speisenkarte. Da plötzlich – Grrrummelgrr – ein tiefes Grollen unter dem Tisch – Grrmmgrrnaff. Ich lasse erschrocken die Karte fallen.

»Der tut nichts«, sagt der Tischnachbar, »der ist heute nur etwas schlecht aufgelegt. Wenn Sie sich ruhig verhalten, dann macht er nichts. Bloß tun S' um Gottes willen nicht mit der Hand auf den Tisch schlagen – da erschrickt er. Er ist nämlich ein Rottweiler, und die Rottweiler sind halt einmal sehr sensibel.«

»Jaja«, sage ich. Trotz einer gewissen Beklemmung bestelle ich Würstel und ein Bier. Als ich mir prophylaktisch den Senfnapf hole, geht's los.

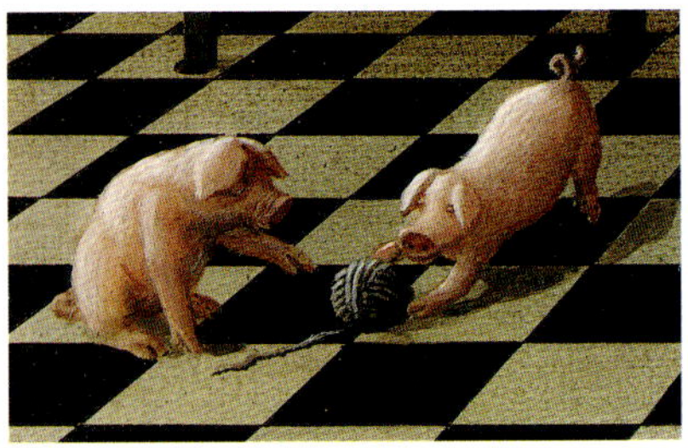

Grrrummgrrmchnaahrrrr. Ein bestialisches, animalisches Grollen. Unter mir sitzt einer, der frißt auch Menschen.

»Brav!« gebietet sein Herrchen. »Schön brav. Der Herr ist auch ein Gast – so wie du, hähä«, lacht der Dompteur. »Aber beherzigen Sie, was ich Ihnen sage: keine Bewegung – möglichst.«

Leider kommt das Bestellte, die Würstel. Die Bedienung stellt sie etwas unsanft auf den Tisch. Grrmrrchchmrrwoouu. Jetzt kriege ich Angst. Unter dem Tisch rumort es. Hoffentlich beißt er nicht zu.

»Sie können schon essen«, sagt mein Visavis, »aber bitte achten Sie auf Ihr Besteck, das Klicken mag er nicht. So was mögen Rottweiler generell nicht so gern.«

»O.K.«, sage ich. Ich schwitze. Vorsichtig, wie wenn man operiert, schneide ich die Wurst und dosiere den Druck aufs Messer, damit nicht plötzlich ein Aufprall aufs Porzellan passiert.

Das Sauerkraut läßt sich geräuschlos mit der Gabel lupfen.

»Er ist eine Seele von einem Hund«, sagt sein Besitzer. »Er haßt die Nervosität beim Menschen.«

Ich trinke, aber dann muß ich das Glas abstellen, leider zu hart, obwohl der Bierdeckel dämpft. Grurrgrrrwuff. Ich schnaufe durch und halte den Atem an. Ich hätte gerne meinen Fuß bewegt, aber jetzt bin ich steif wie ein Zaunpfahl. Ich bewege mich nicht mehr.

Der Bestienbesitzer zündet sich gemütlich eine Zigarre an. »Und? Schmeckt's?« fragt er.

Ich nicke vorsichtig, um kein Geräusch zu machen. Ich müßte jetzt auf die Toilette, aber ich trau mich nicht, mich zu erheben.

Ich frage: »Sie, ich müßte einmal – Sie verstehen, aber – der Hund?«

»Ja, Sie haben recht«, sagt der Mann, »ich rauche noch meine Zigarre zu Ende, und dann gehen wir sowieso. So lange können S' doch noch durchhalten?«

Ich nicke eifrig.

»Hat's nicht geschmeckt?« fragt die Bedienung. »Doch – aber zuviel«, sage ich gepreßt, »und ich möchte gern zahlen.«

»16 Mark 20 machts.«

»Achtzehn«, sage ich.

»Und zwei Mark zurück.« Peng – die zwei Mark knallen auf den Tisch. Wuffrgrrmichrrhrrwaff. Unter dem Tisch ein Inferno – fürchterlich – das Raubtier ist zum äußersten gereizt.

»Pfui!« brüllt sein Meister. »Zurück – pfui!«

Die Bedienung ist auch zu Tode erschrocken, von unten tönt's: UWAUWAU.

»Hätten S' halt zur Bedienung ›Es stimmt schon‹ gesagt, dann wäre das nicht passiert.«

Inzwischen bin ich aber soweit, mein linker Fuß ist weitgehend verheilt, und in vier Tagen kann ich wieder ohne Krücken gehen.

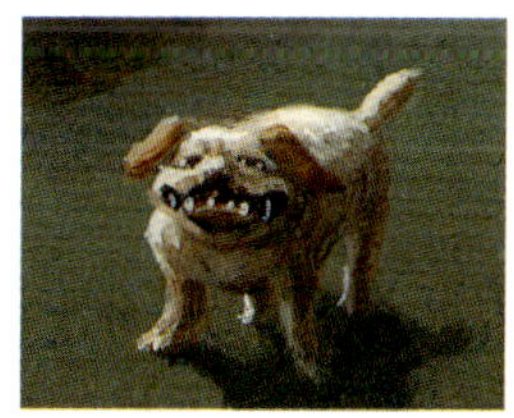

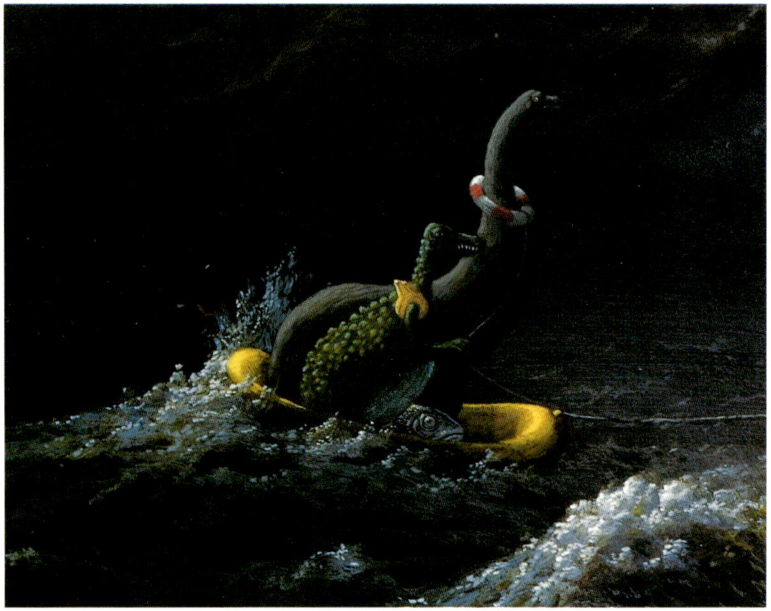

*Arche (Detail)*

*Arche* →

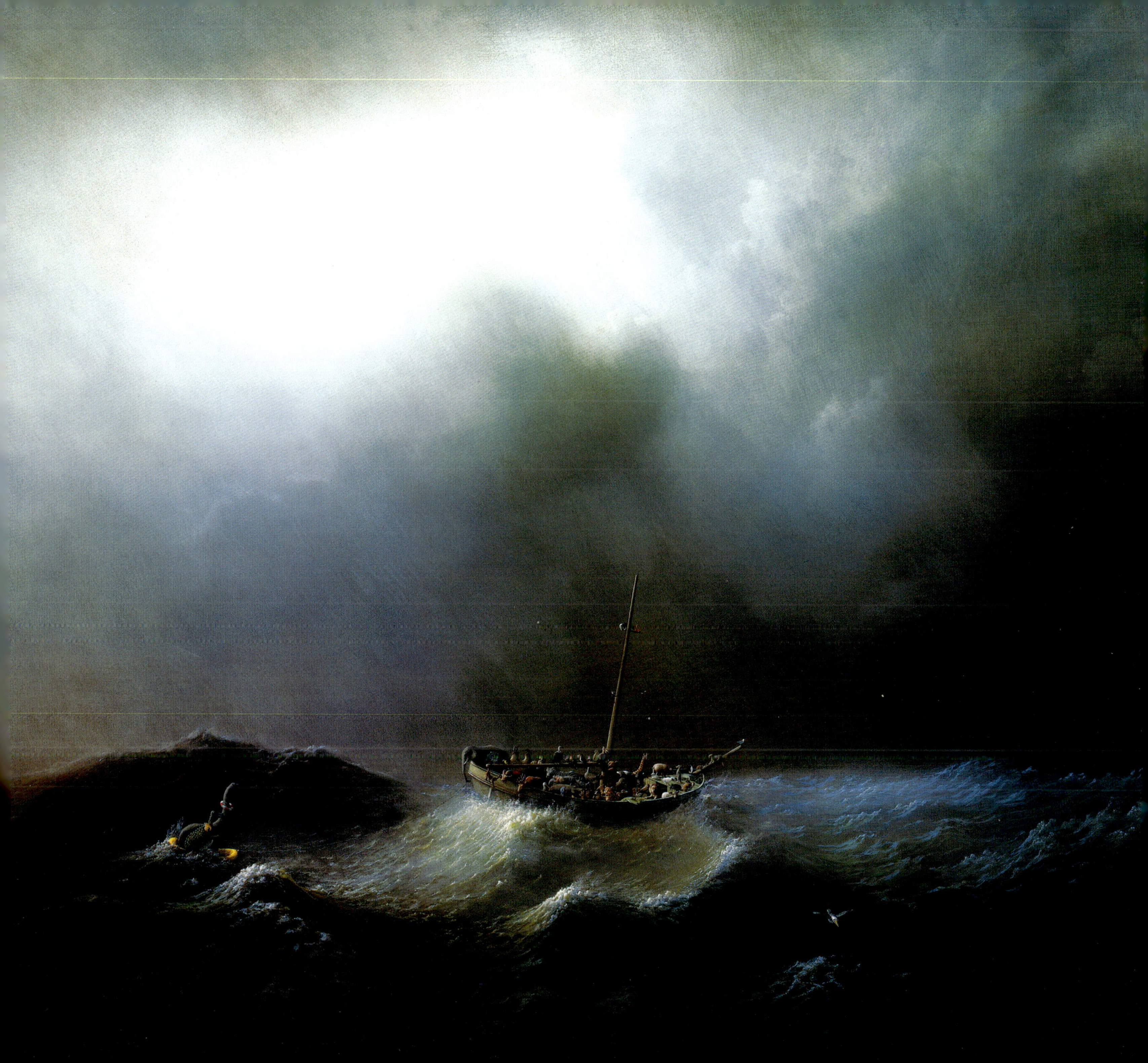

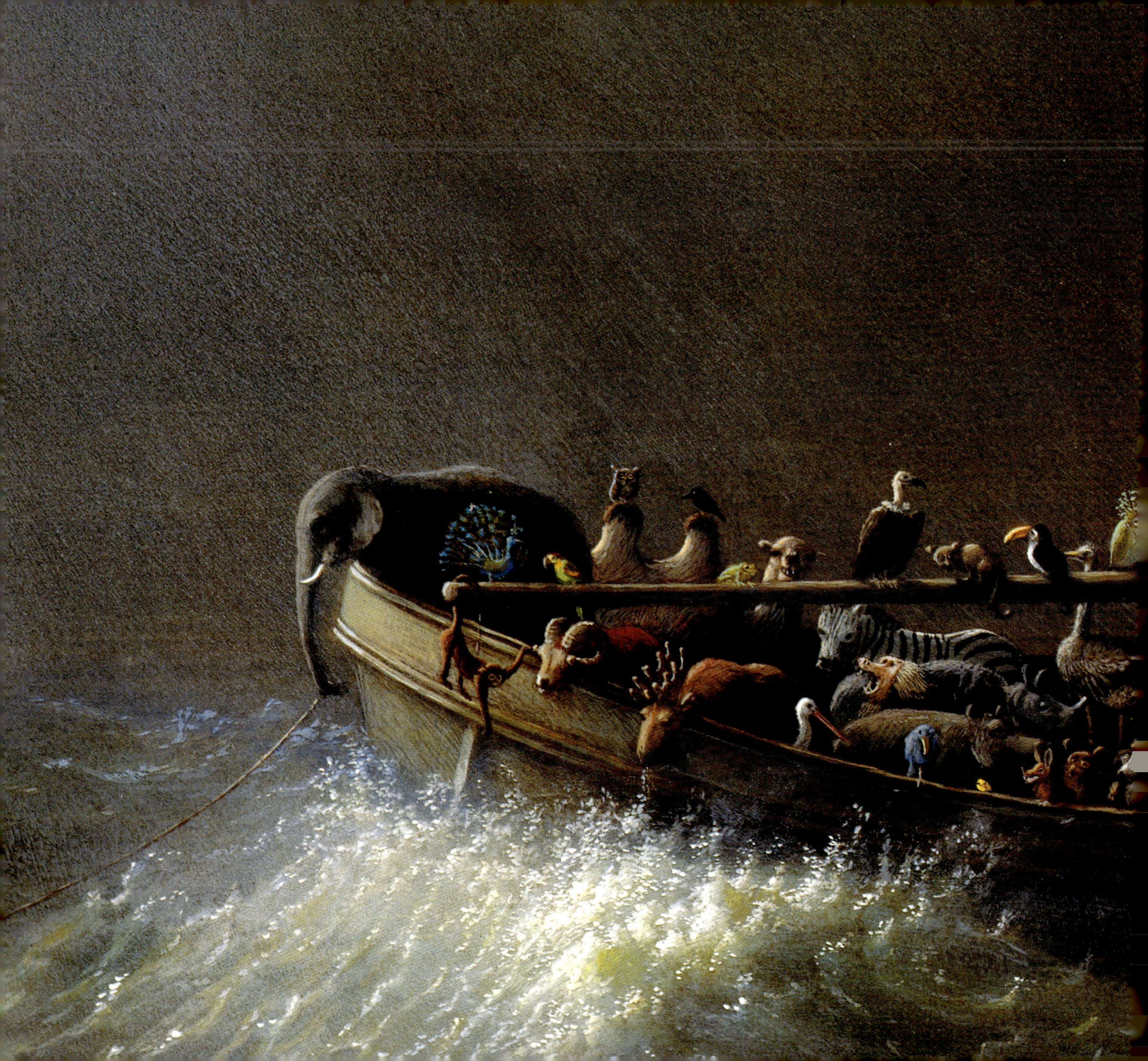

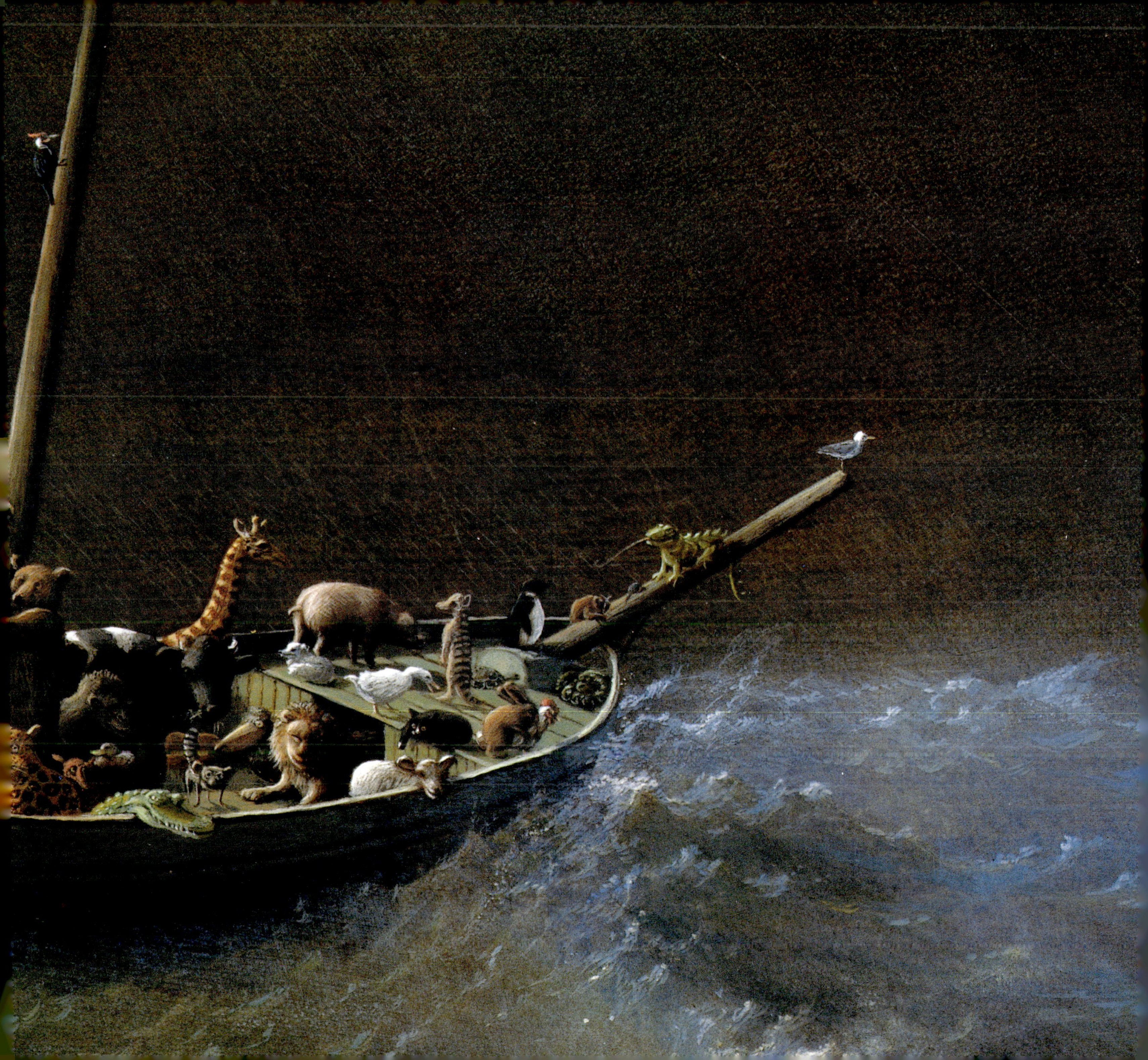

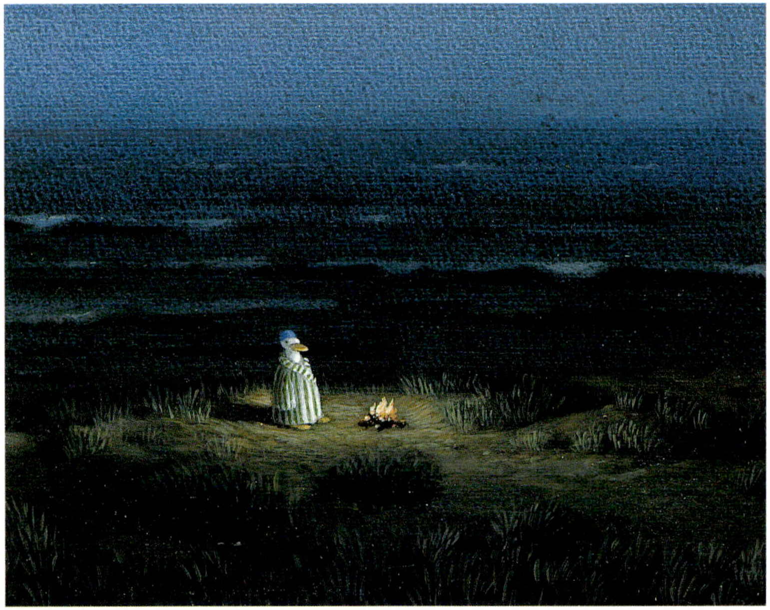

*Nach dem Bade*

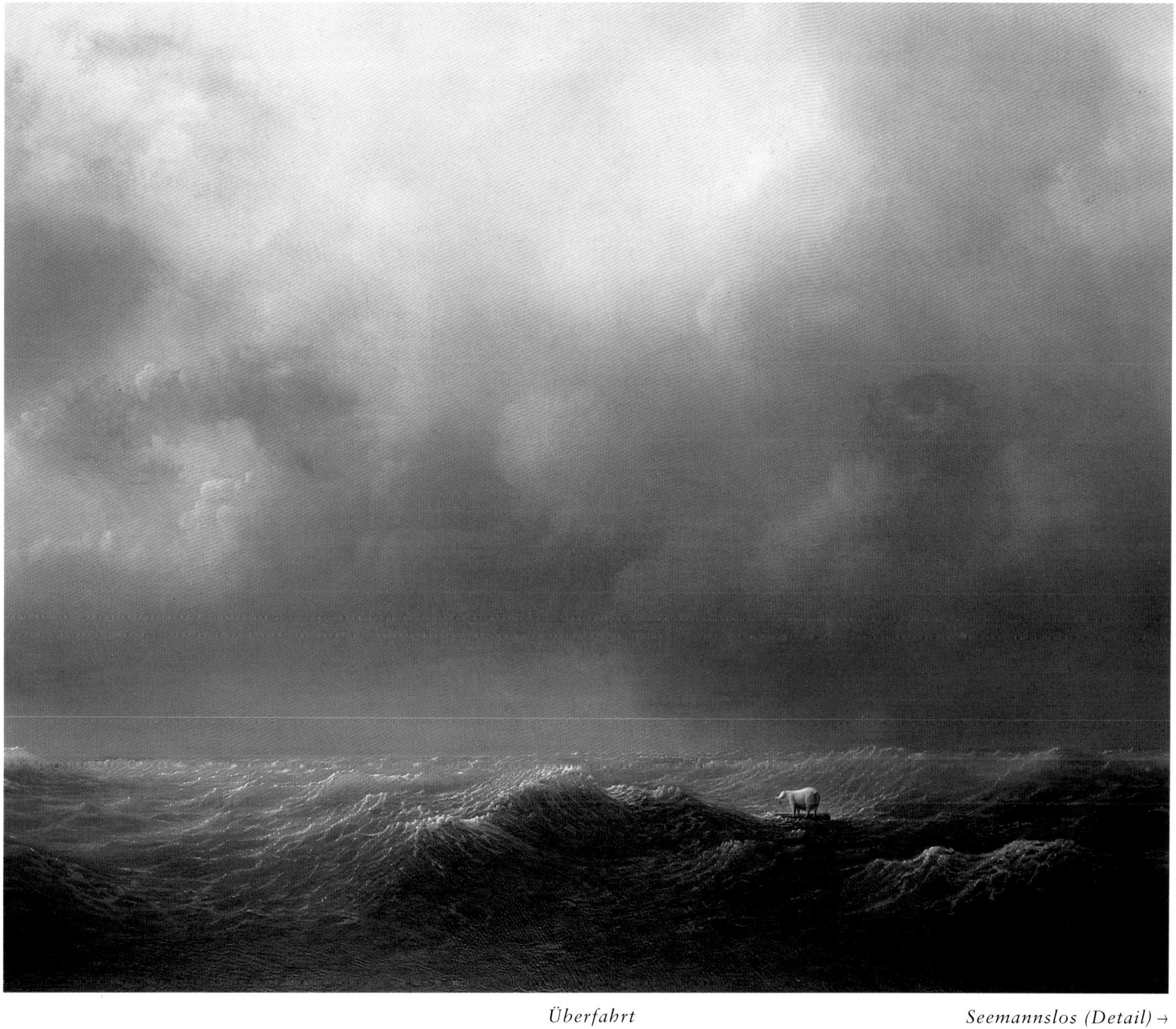

*Überfahrt*

*Seemannslos (Detail) →*

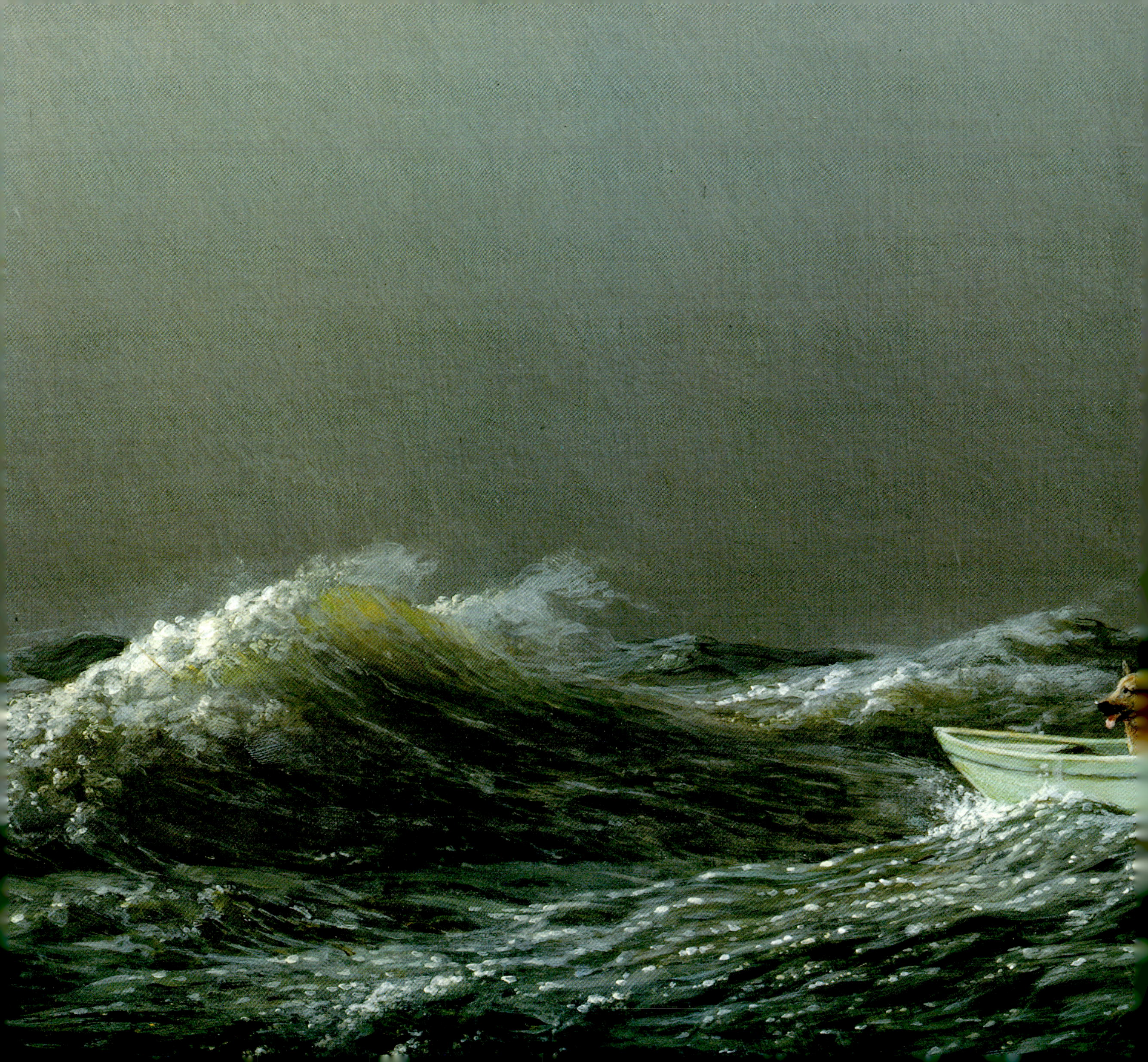

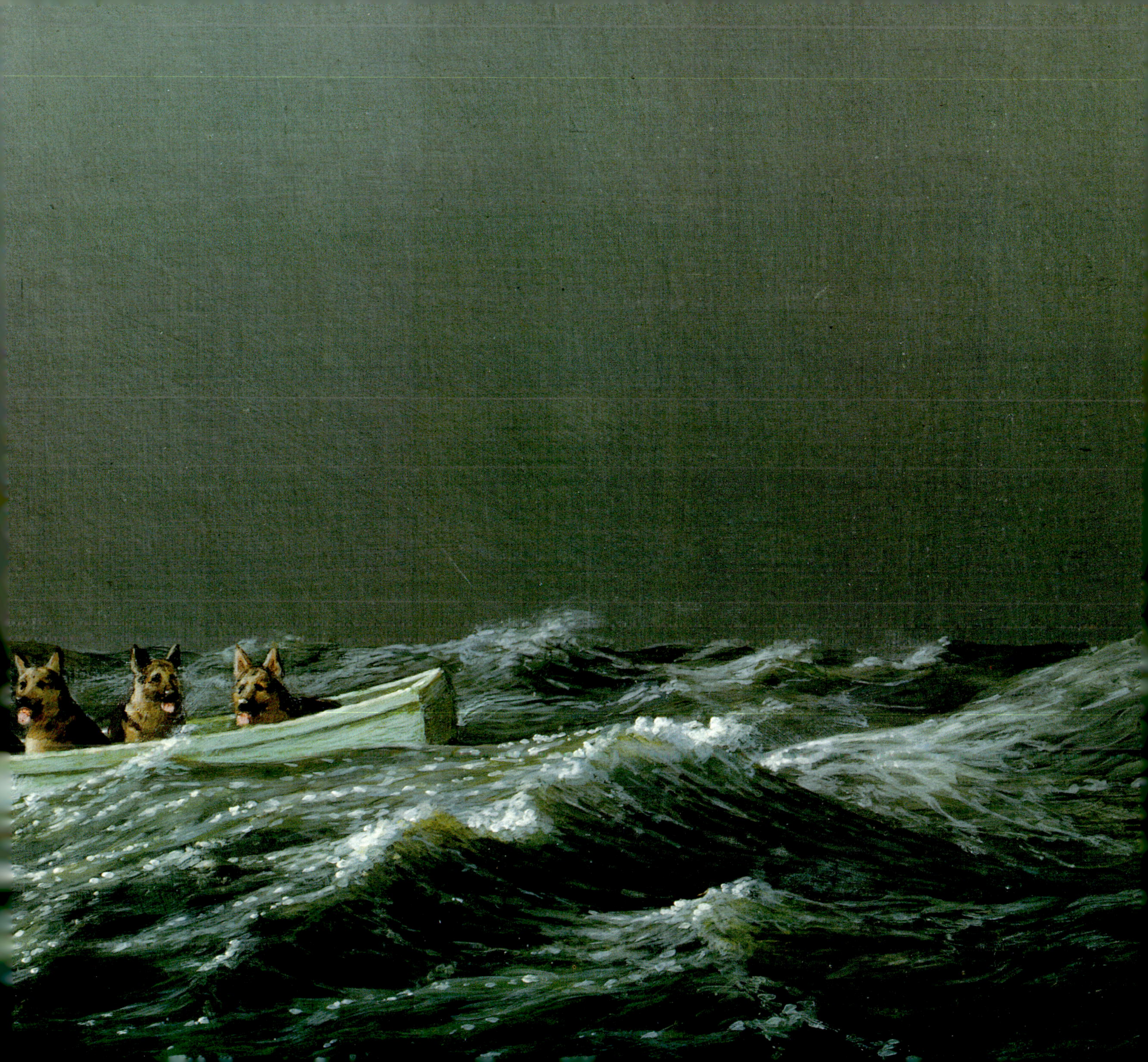

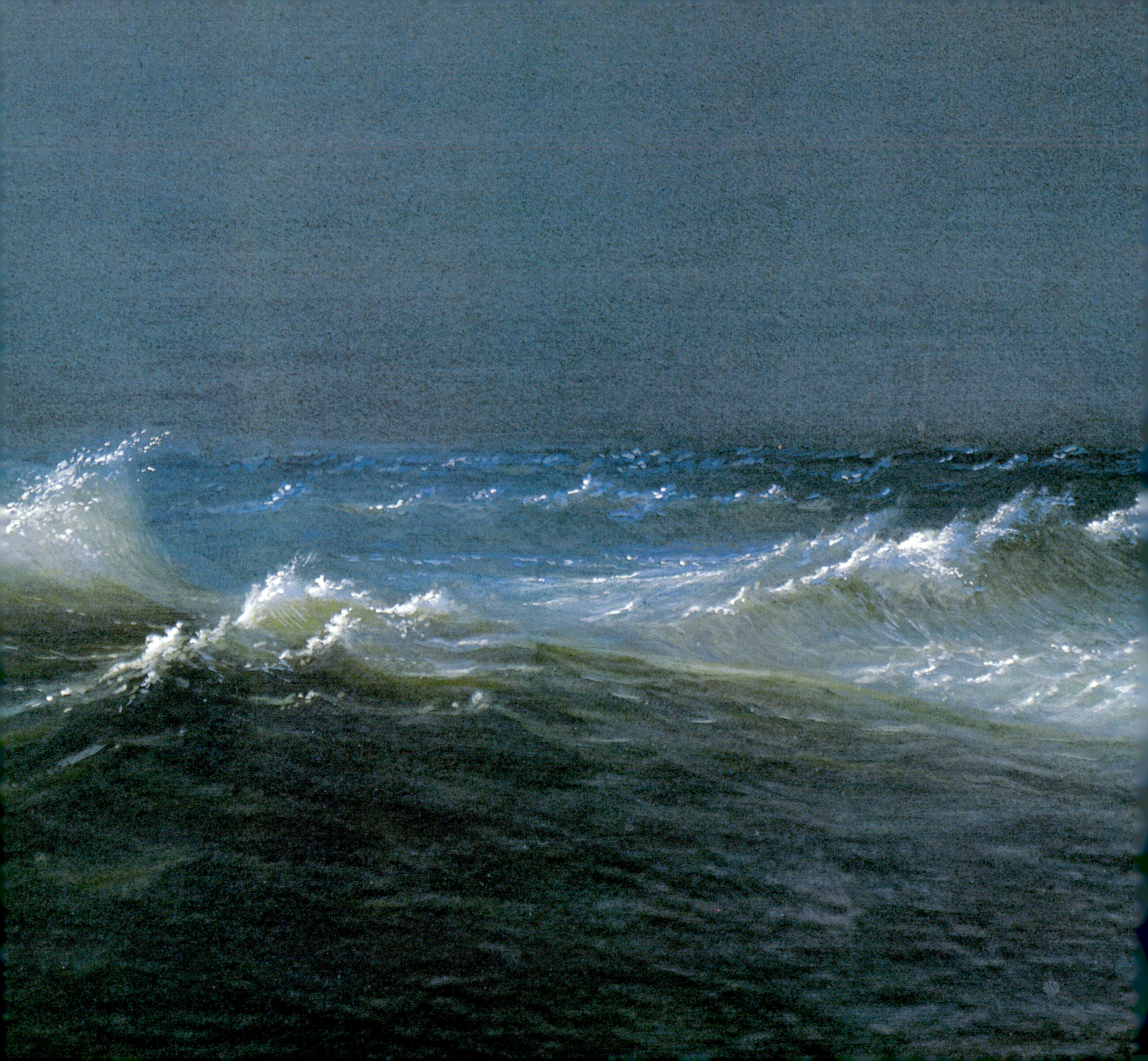

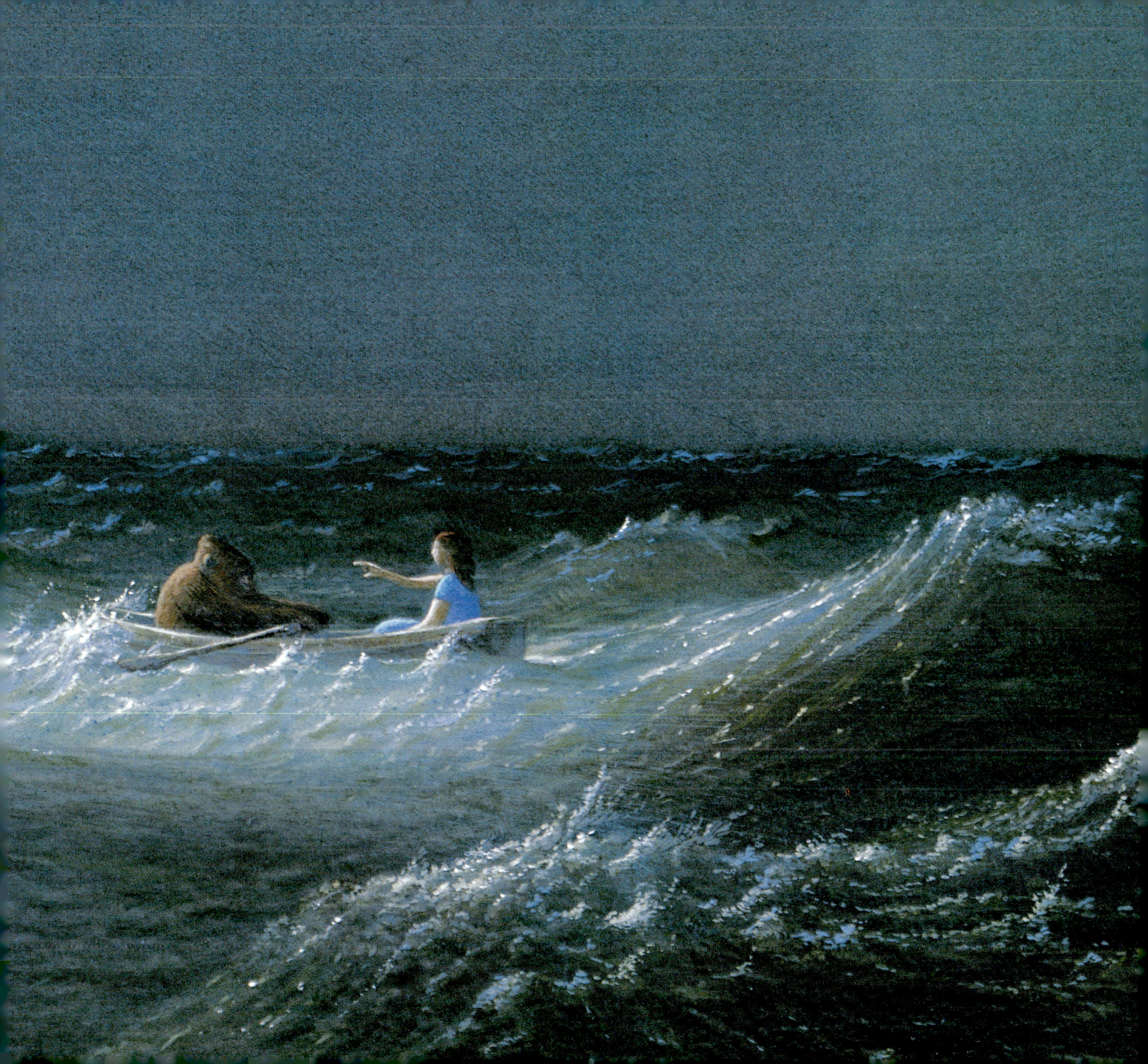

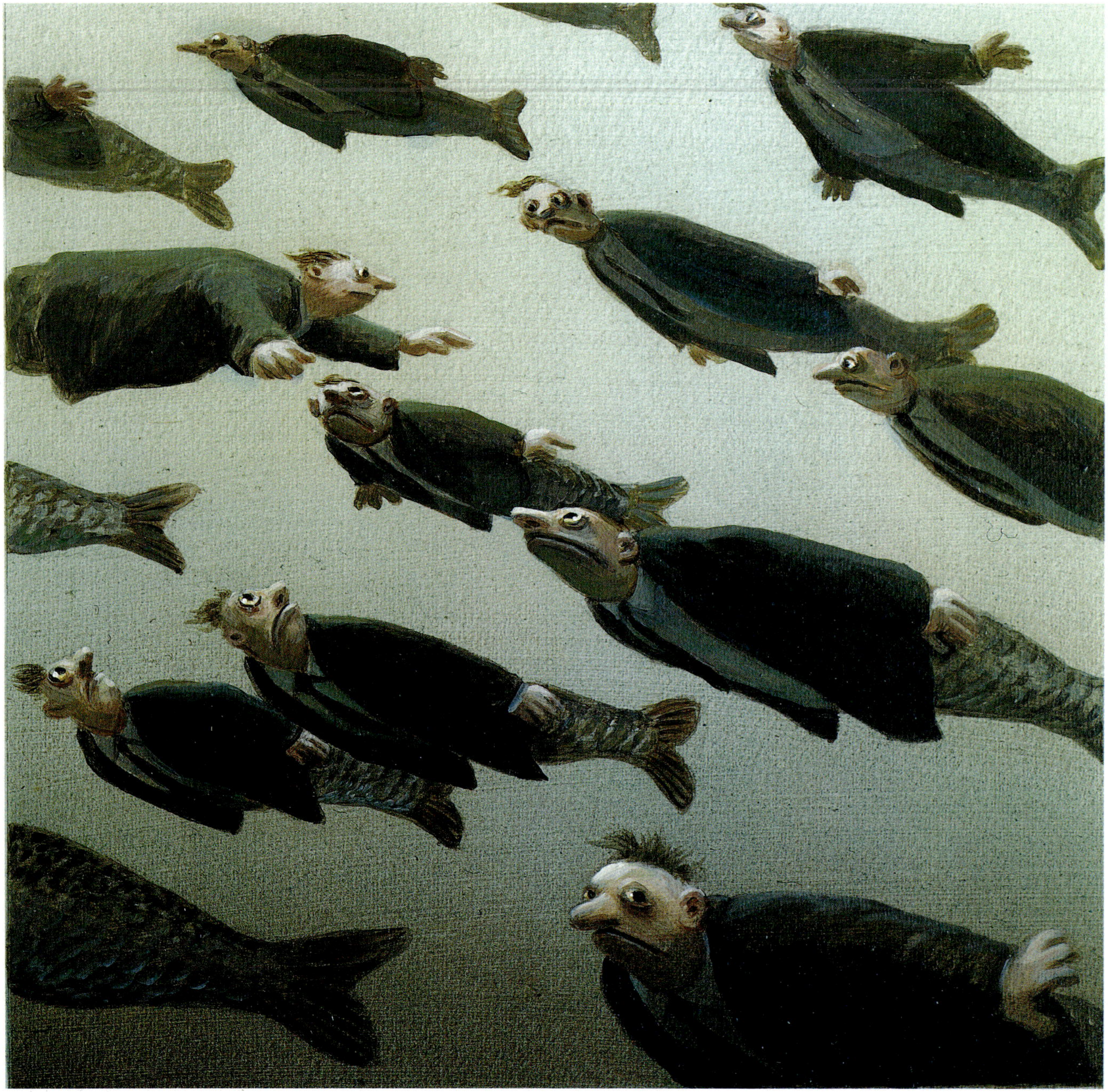

←*Der Ausflug (Detail)*

*Gegen den Strom*

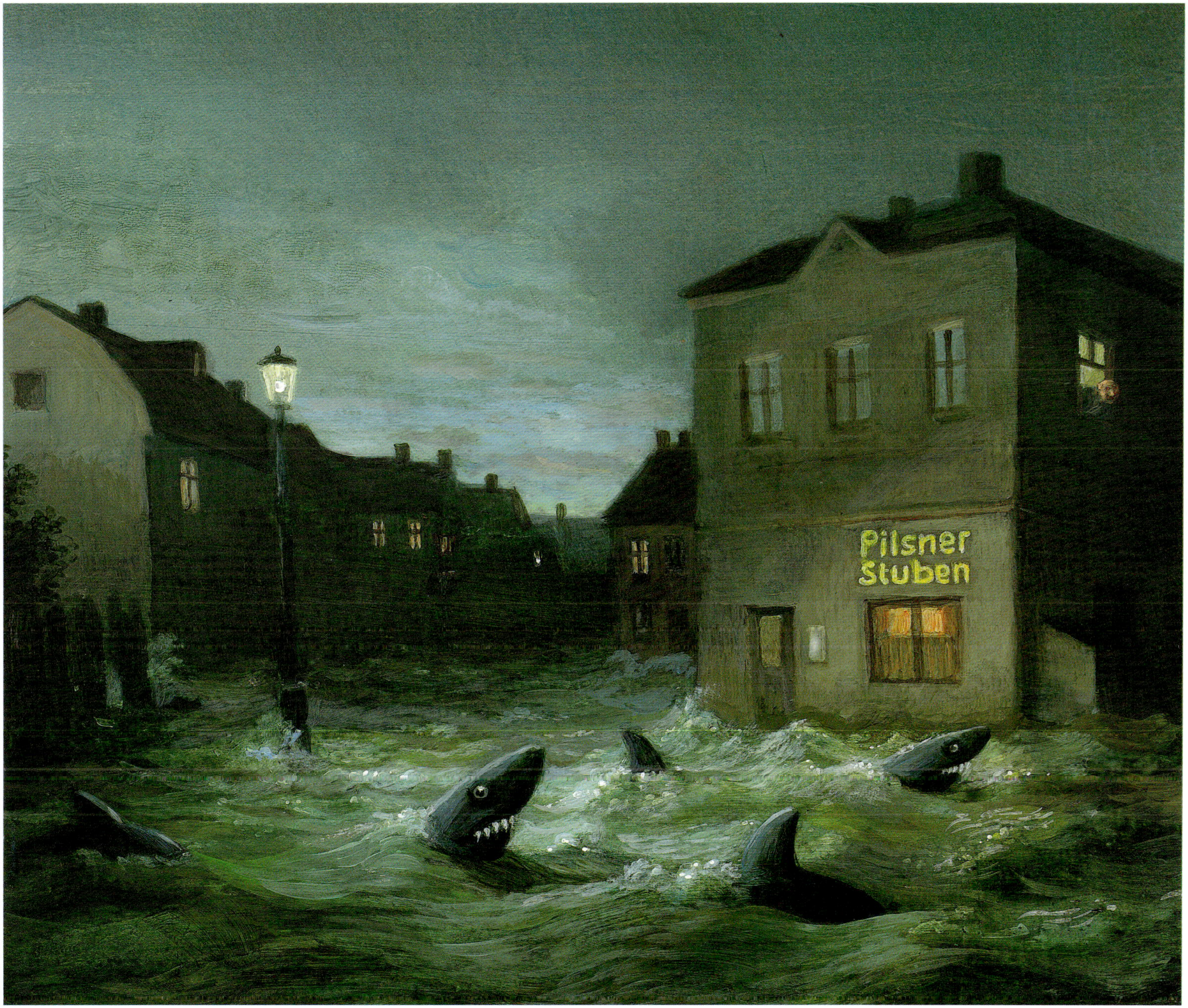


*Haie der Vorstadt*

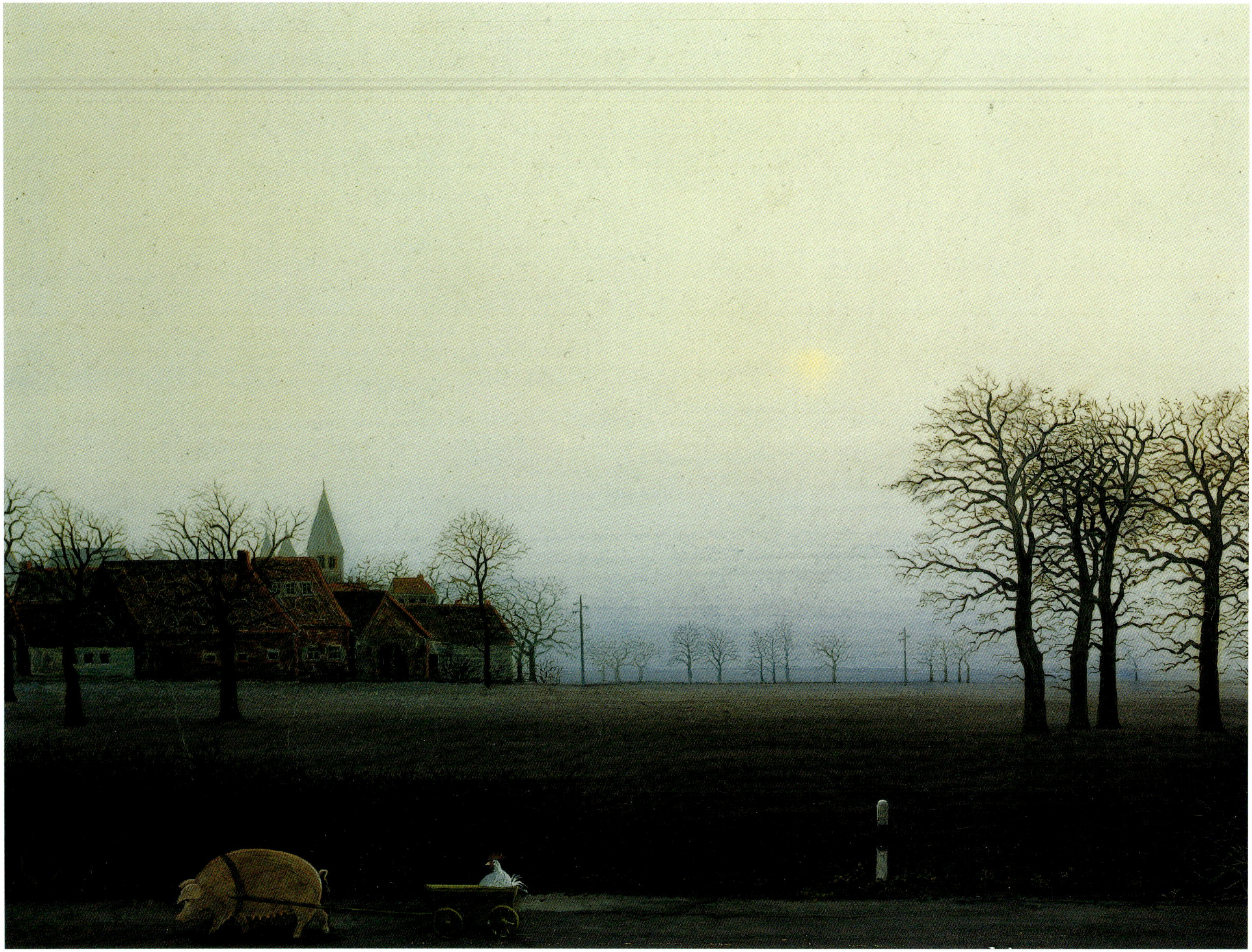

*Der Hahn verreist*

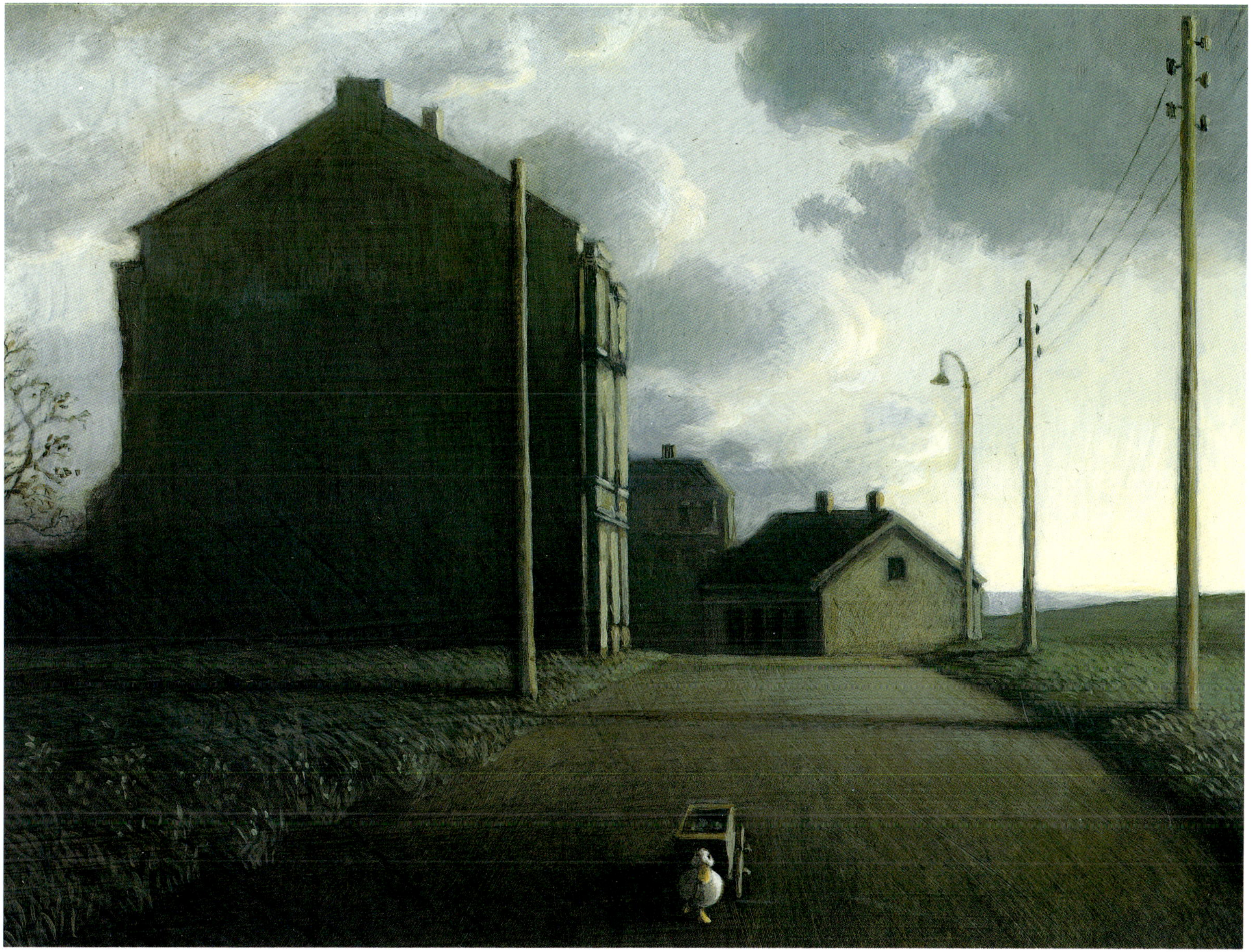

*Umzug*

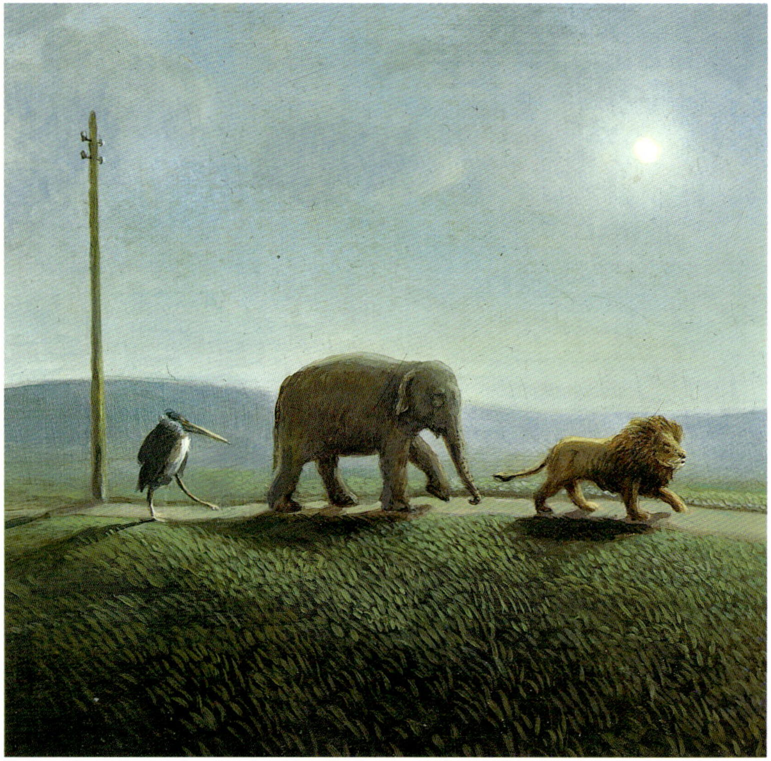

*Unterwegs*

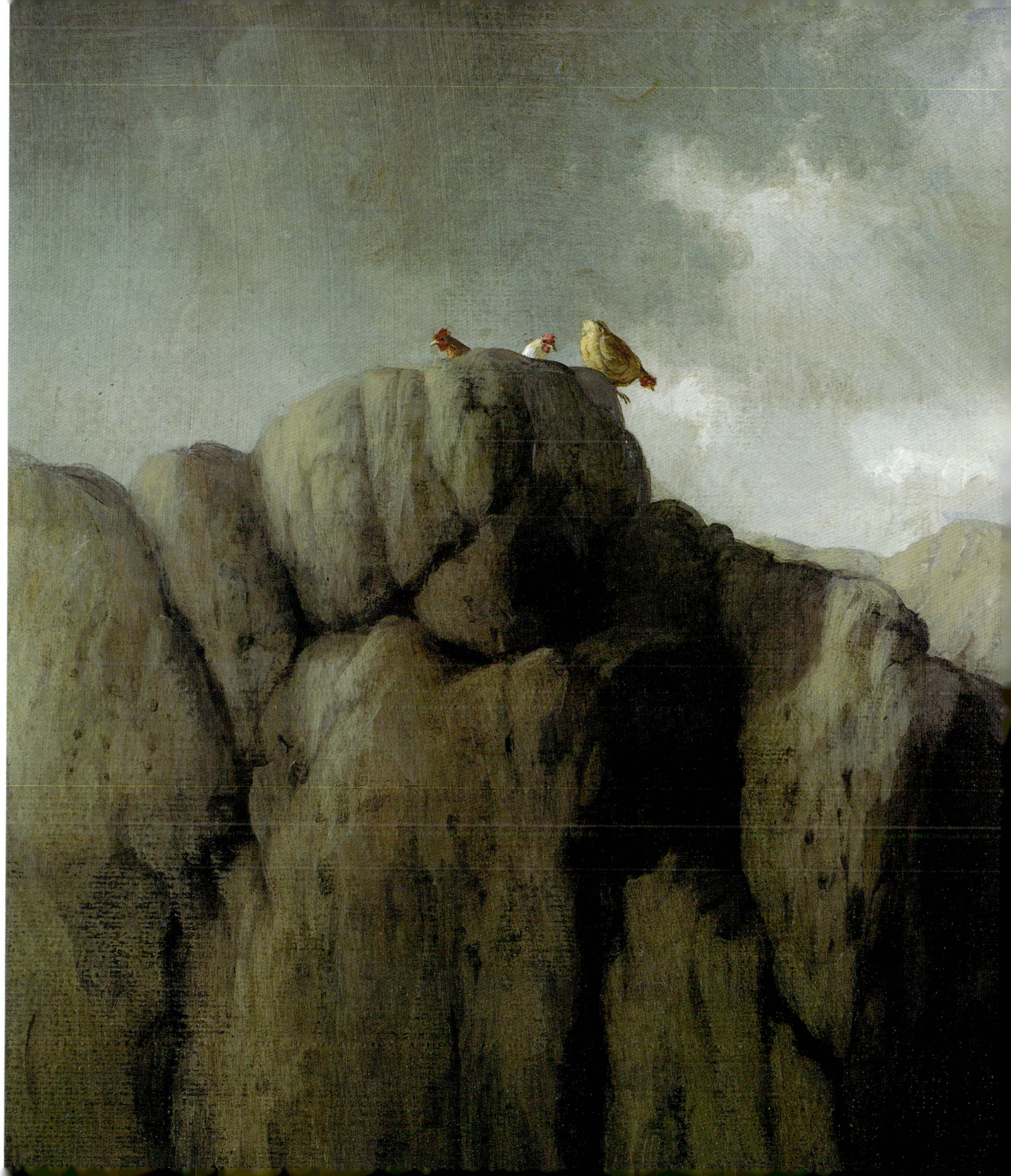

*In den Karpaten*

Der Bär



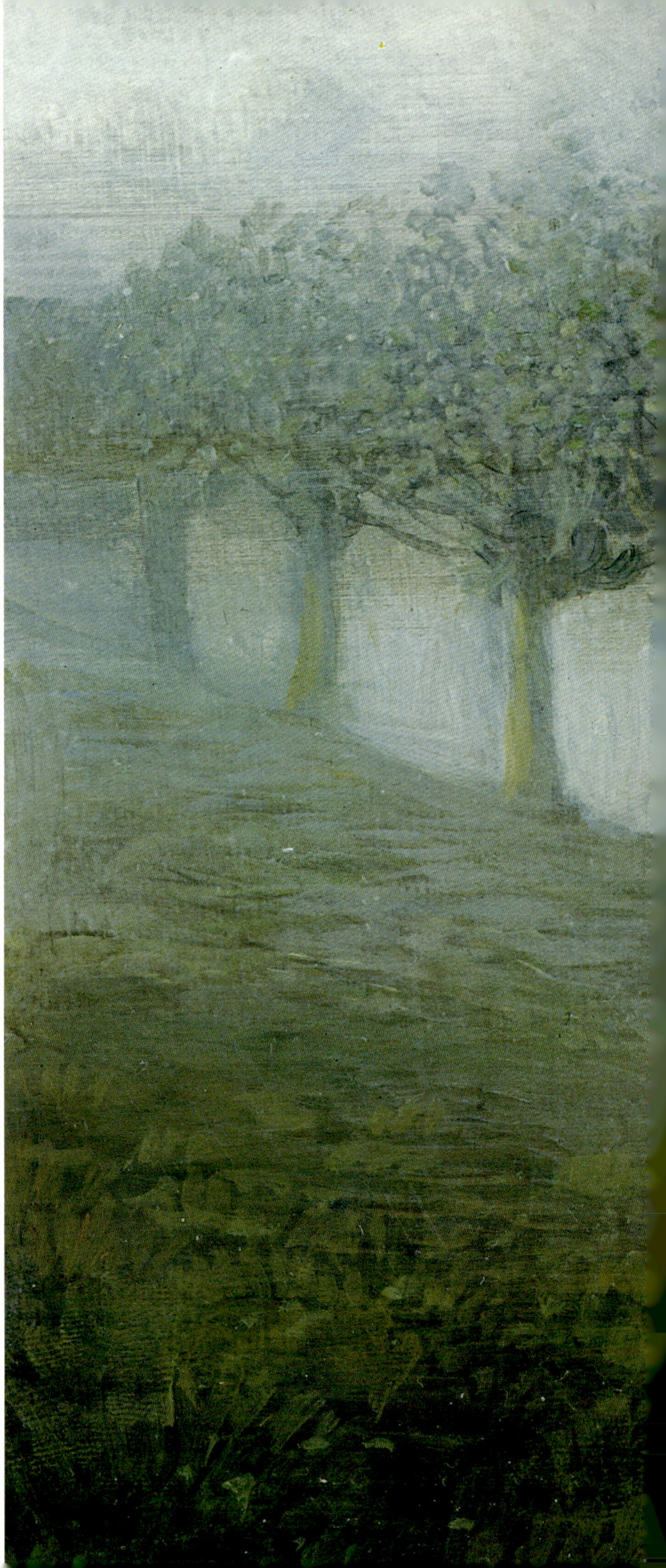

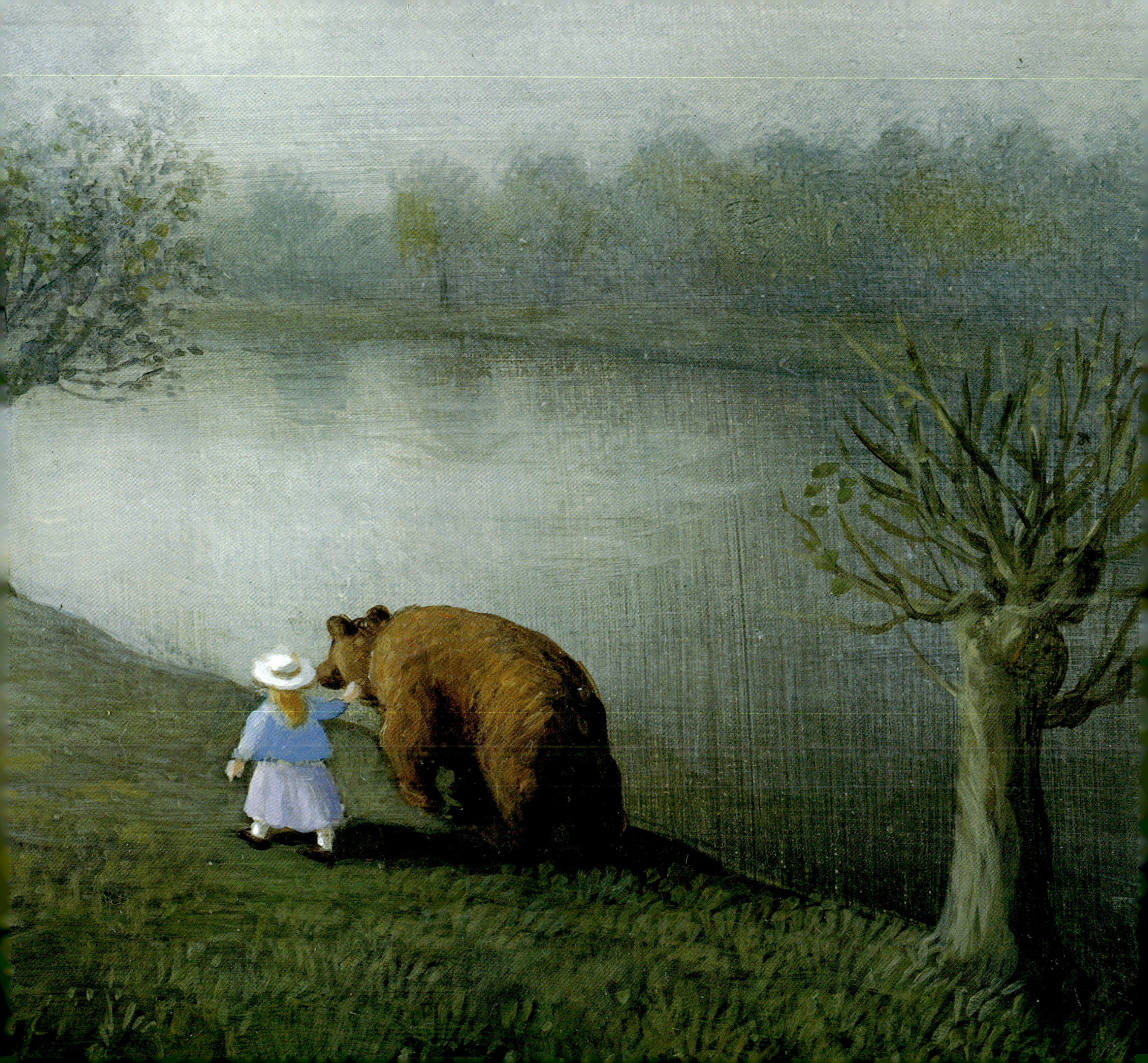

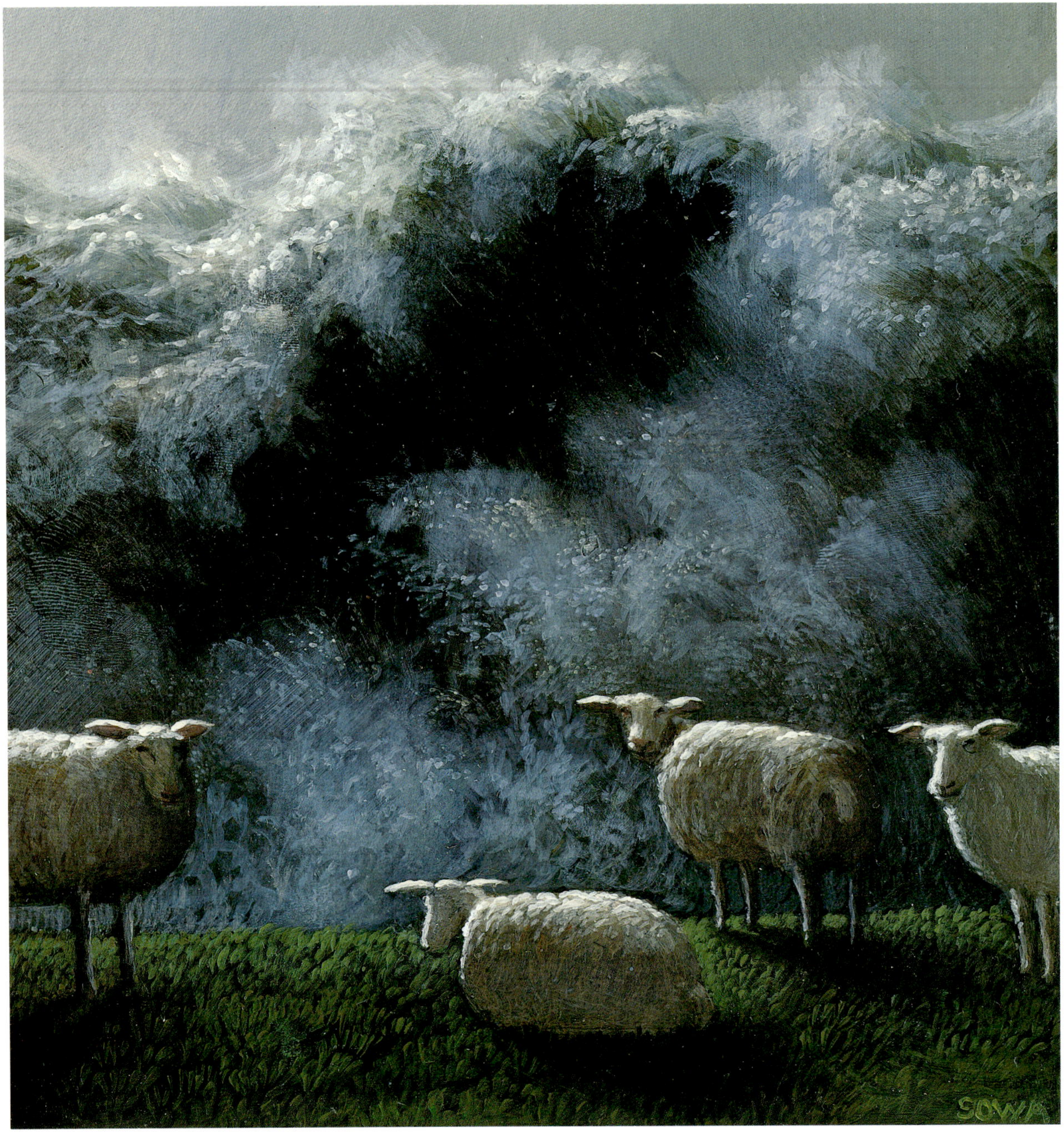


*Riesenwelle vom 15. Juni 1858*

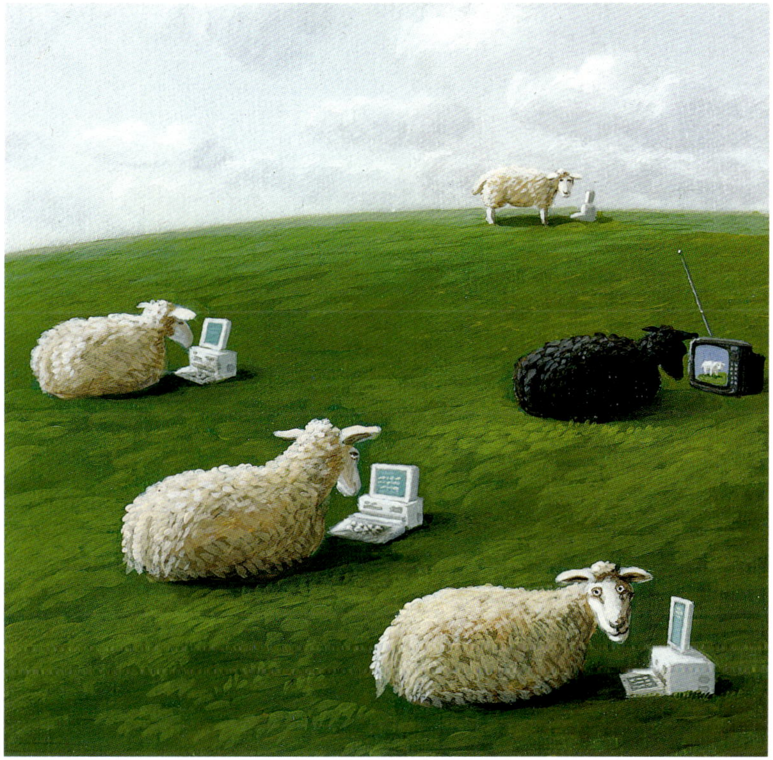

*Computerschule*

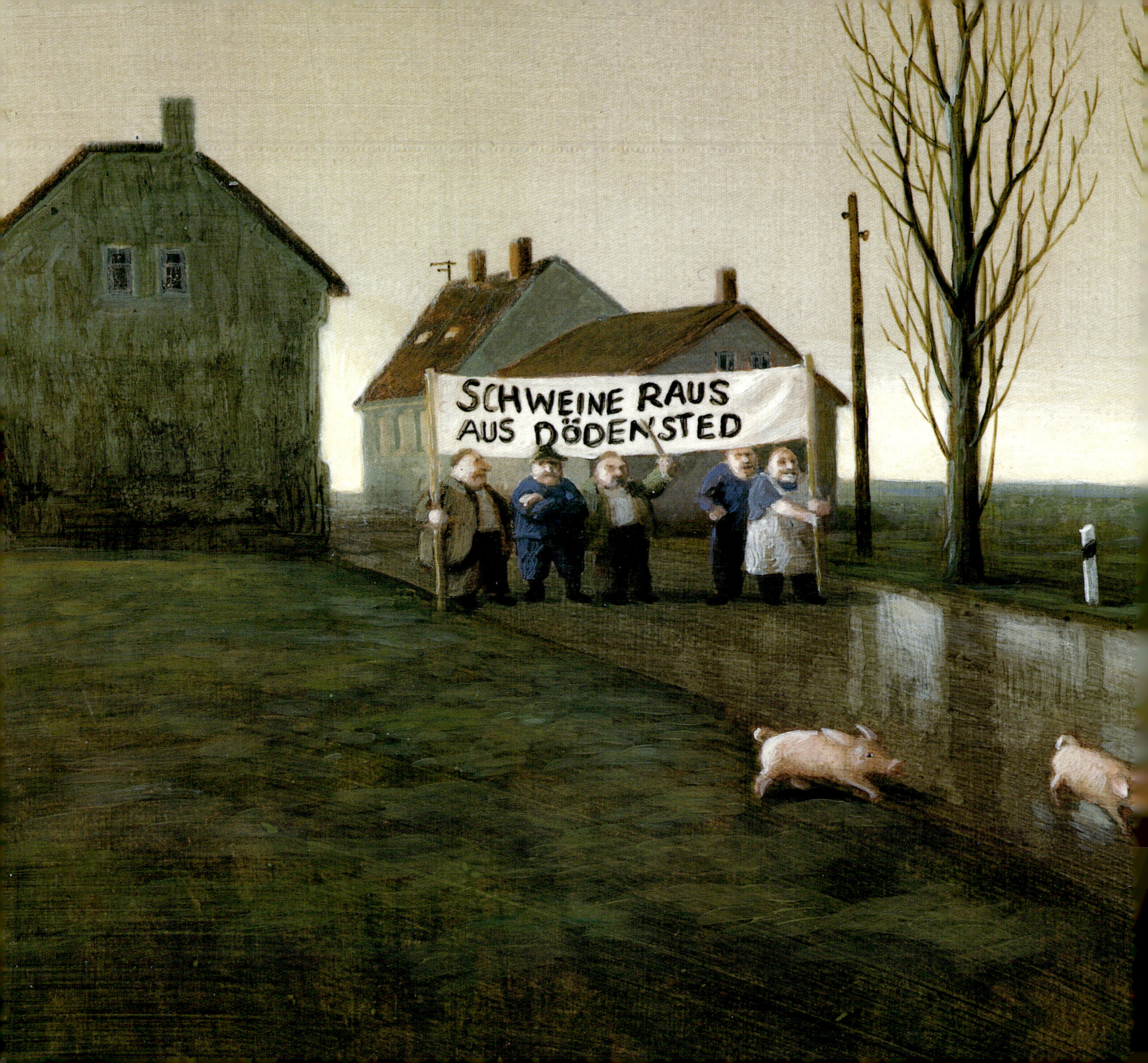
SCHWEINE RAUS
AUS DÖDENSTED

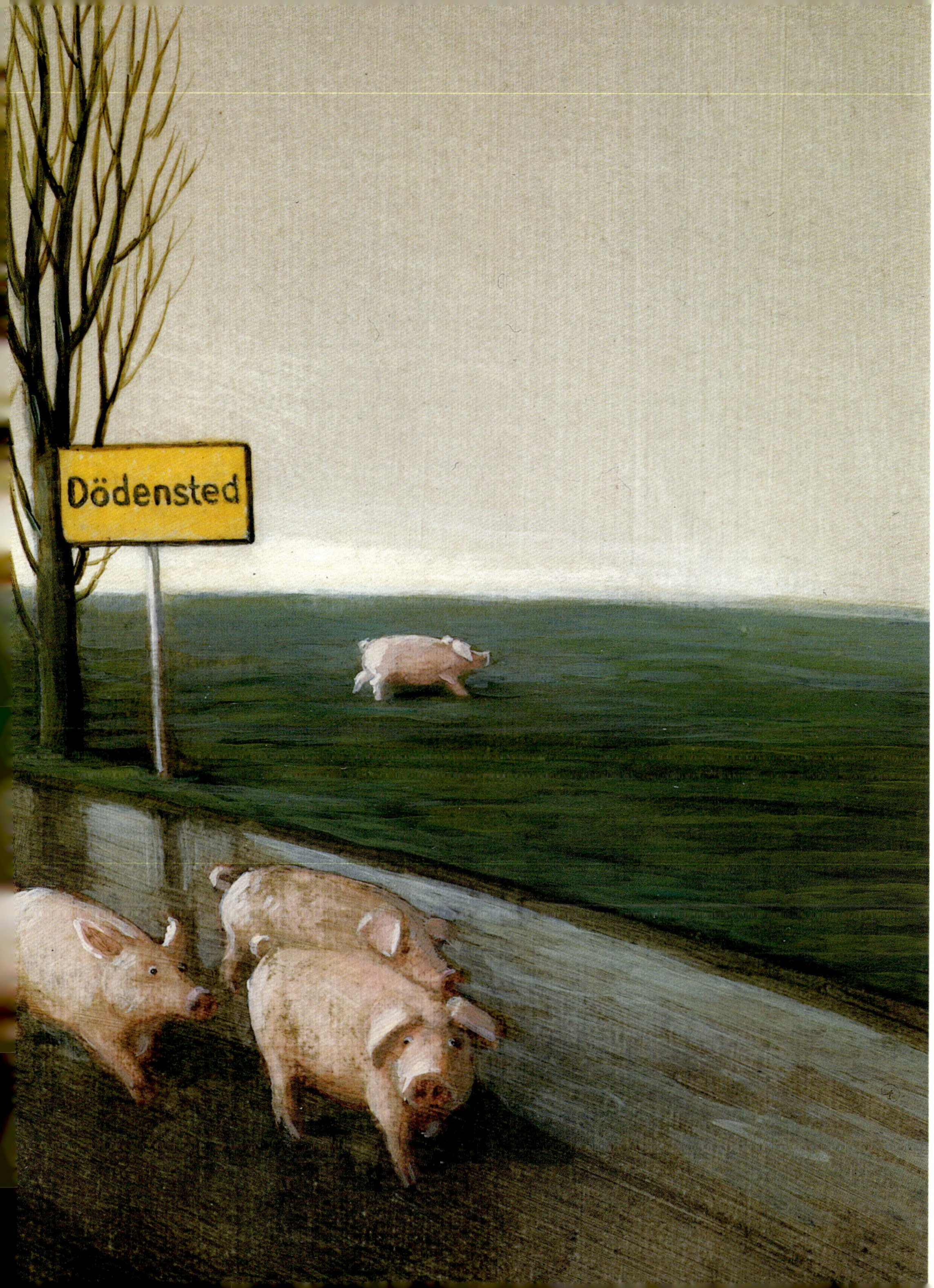


*Schweine raus aus Dödensted*
*(Detail)*

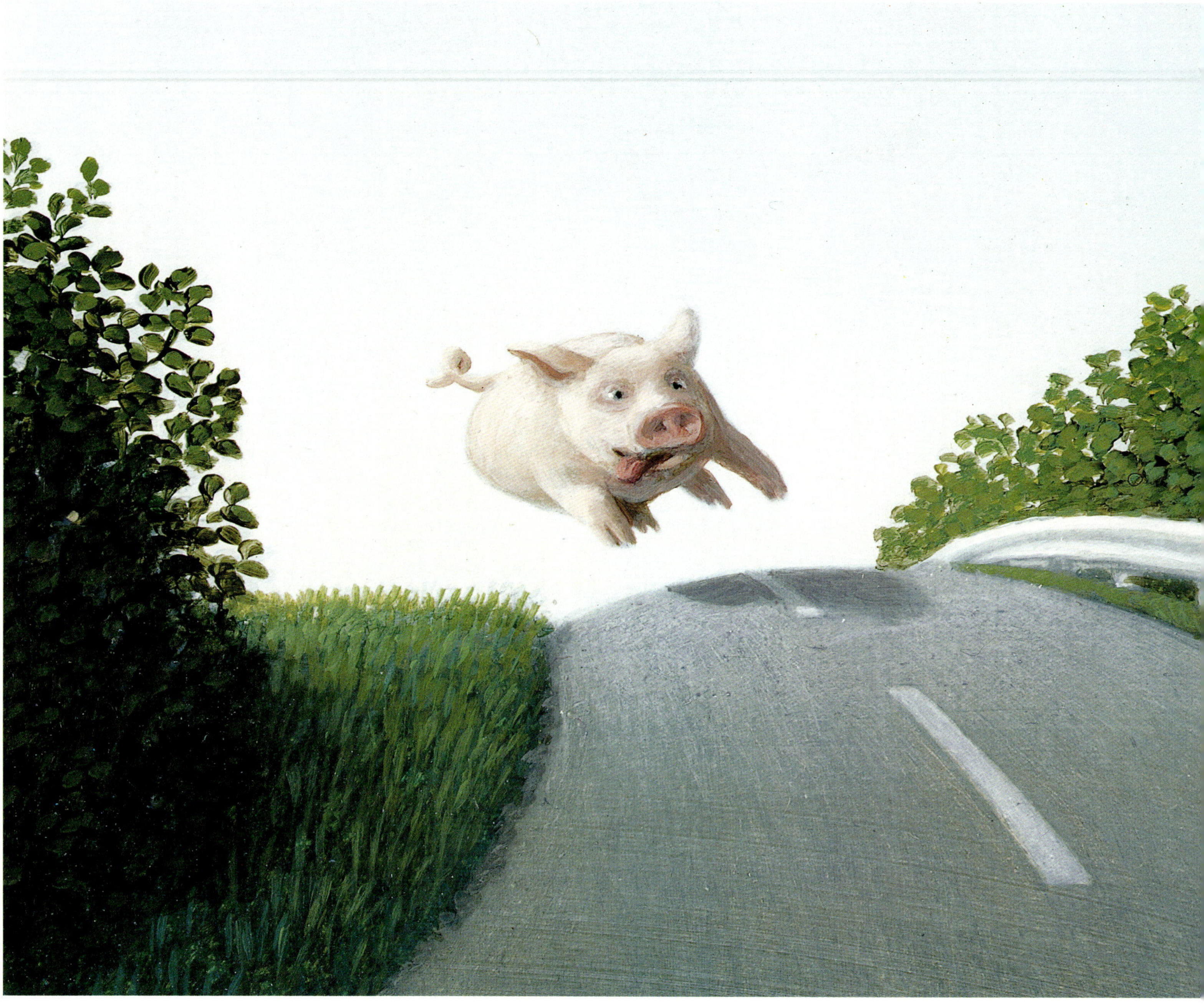

*Autobahnsau (Detail)*

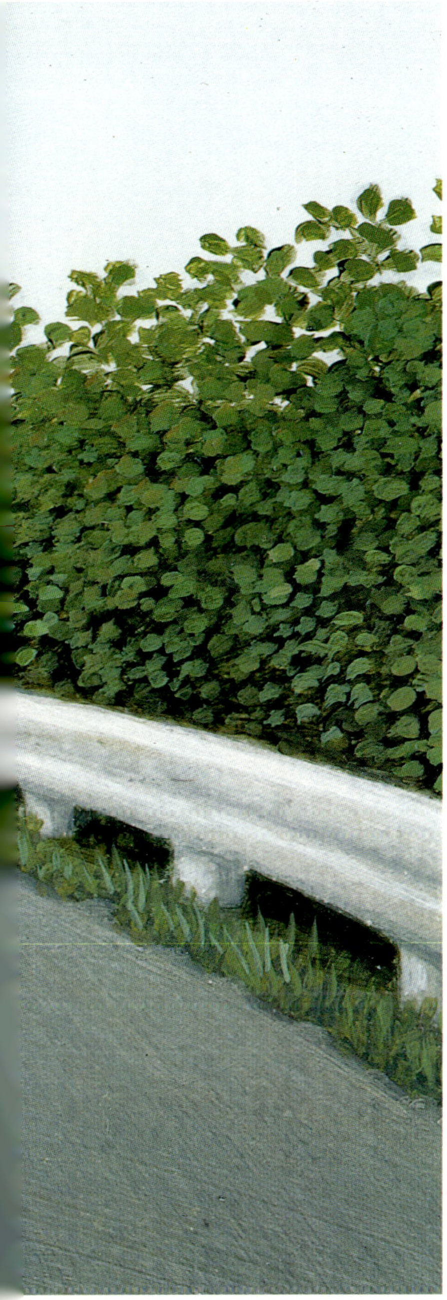

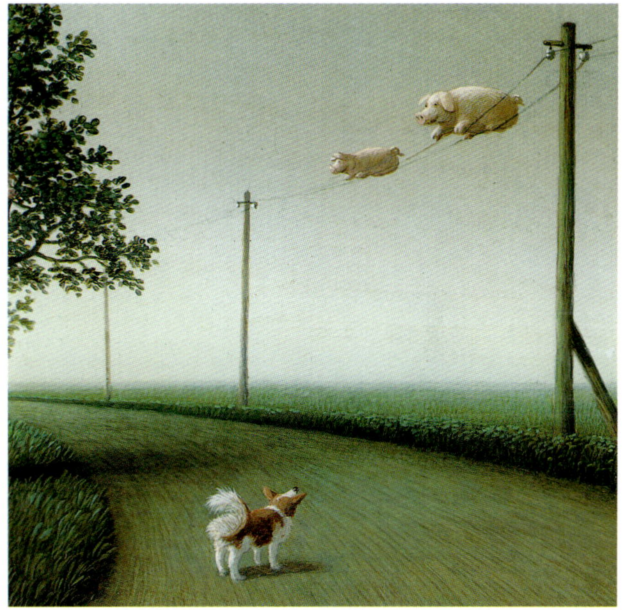

*Zugschweine sammeln sich (Detail)*

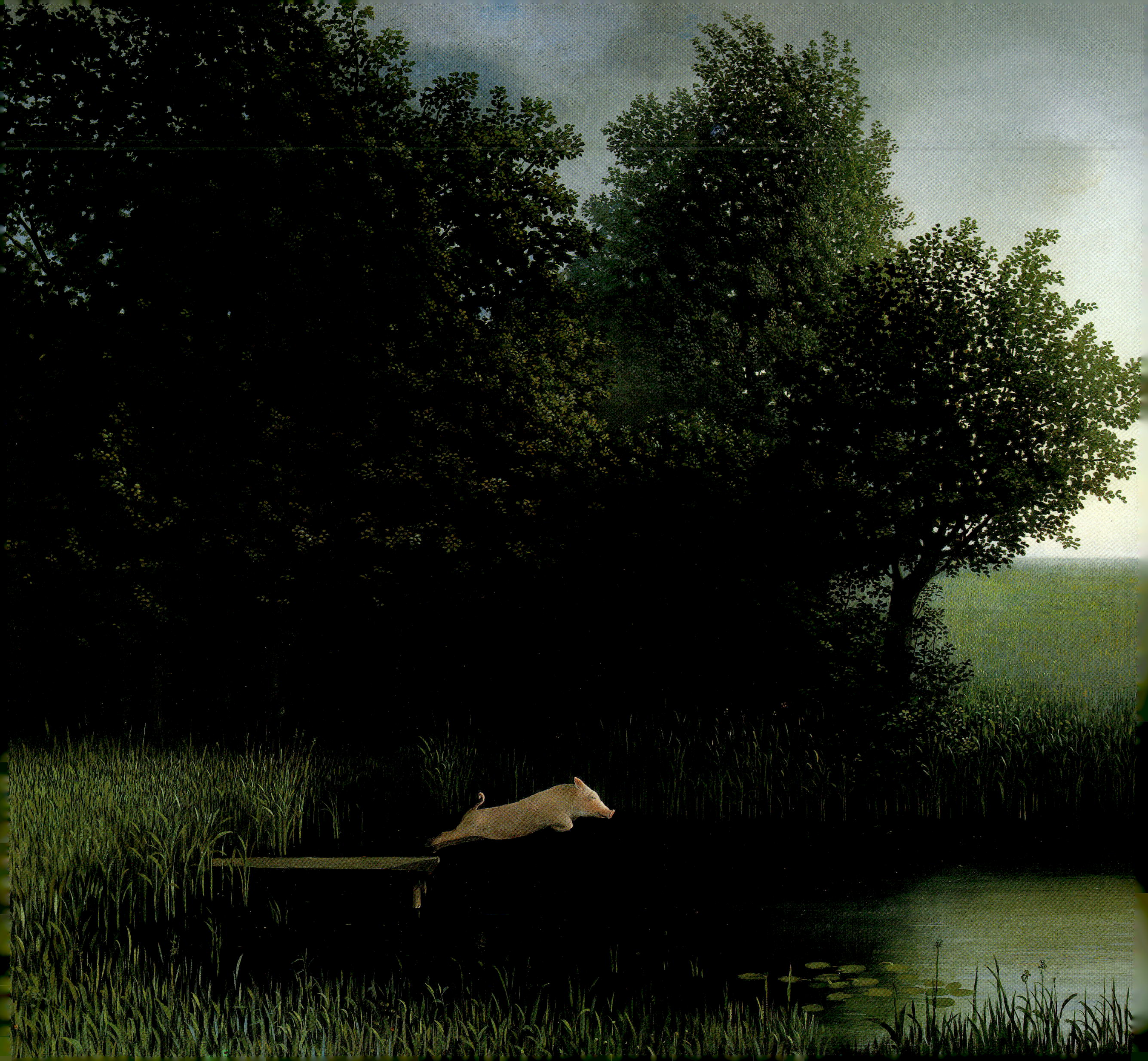

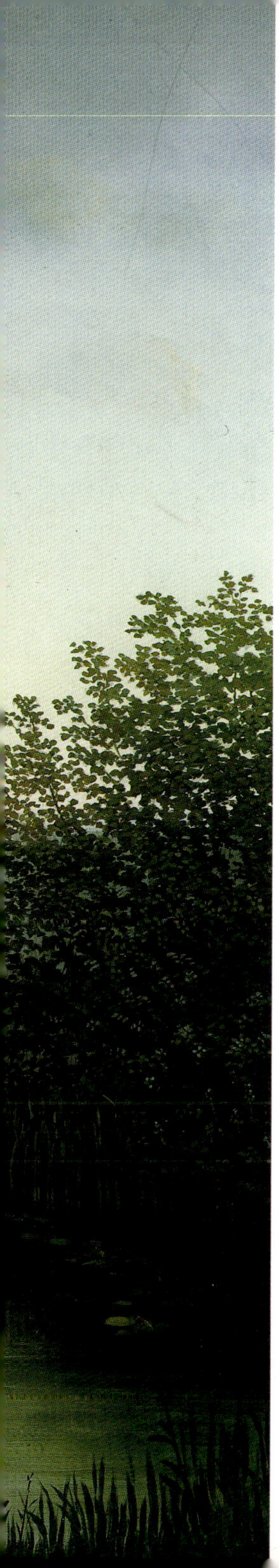

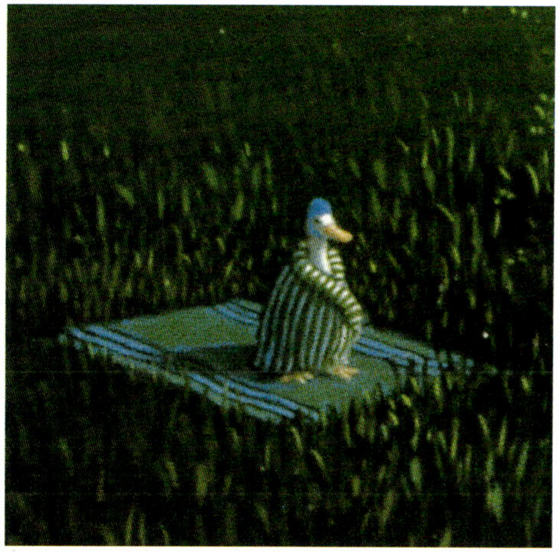

*Köhlers Schwein (Detail)*

*Sommernacht (Detail)*

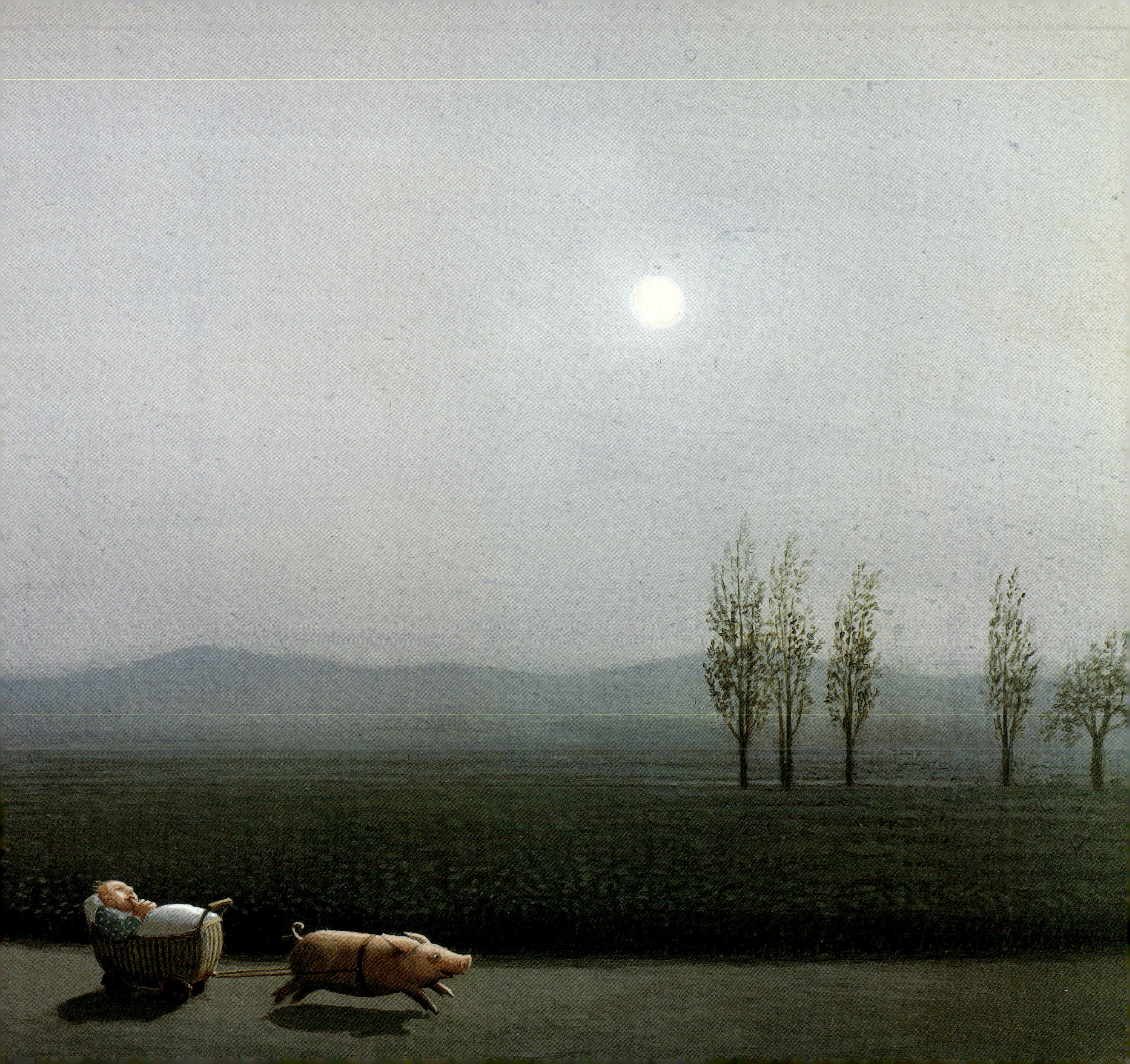

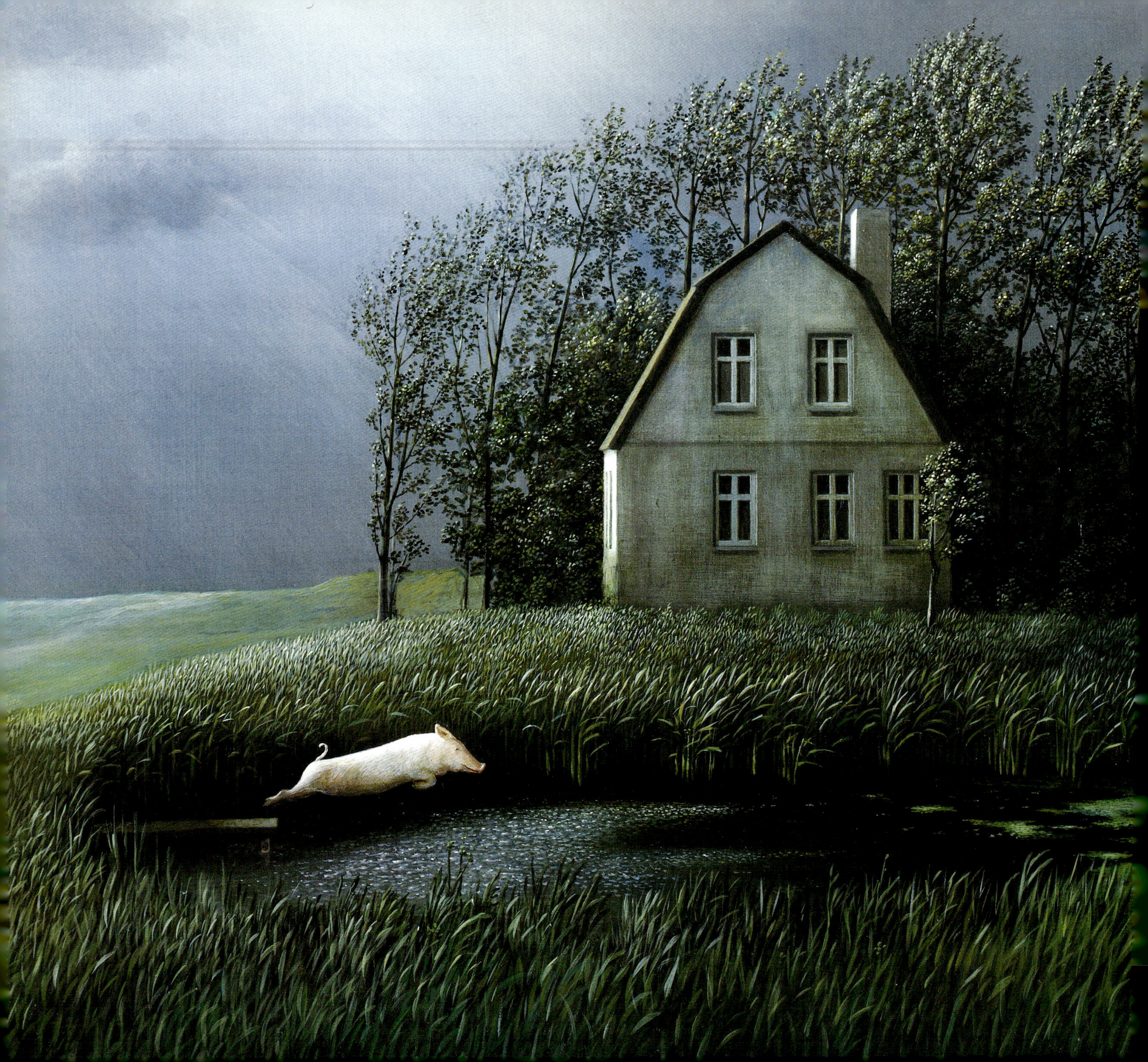

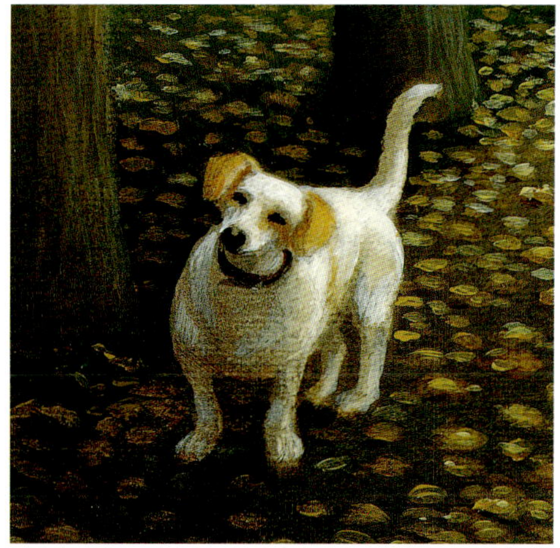

*Milli*

*Dembskis Schwein (Detail)*

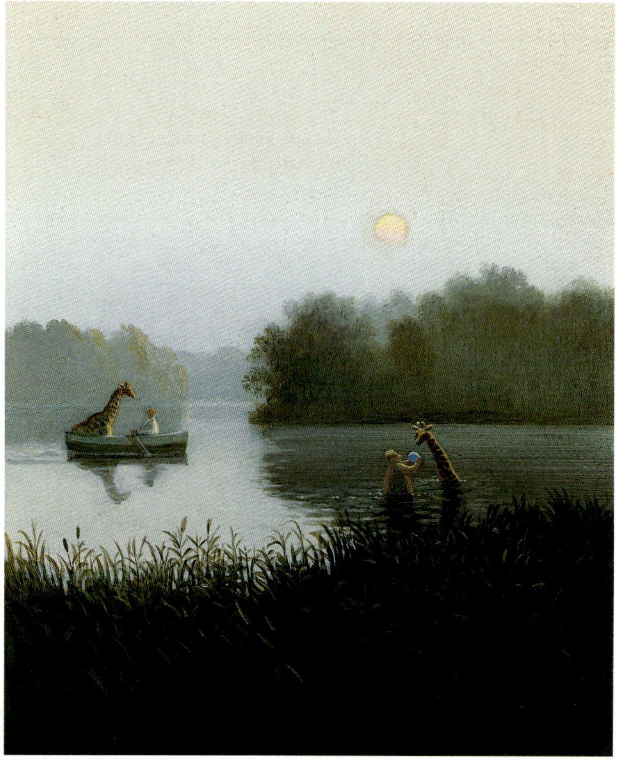

*Die Giraffe. Illustration aus "Hackes Tierleben"*

*Frau mit Motte* →

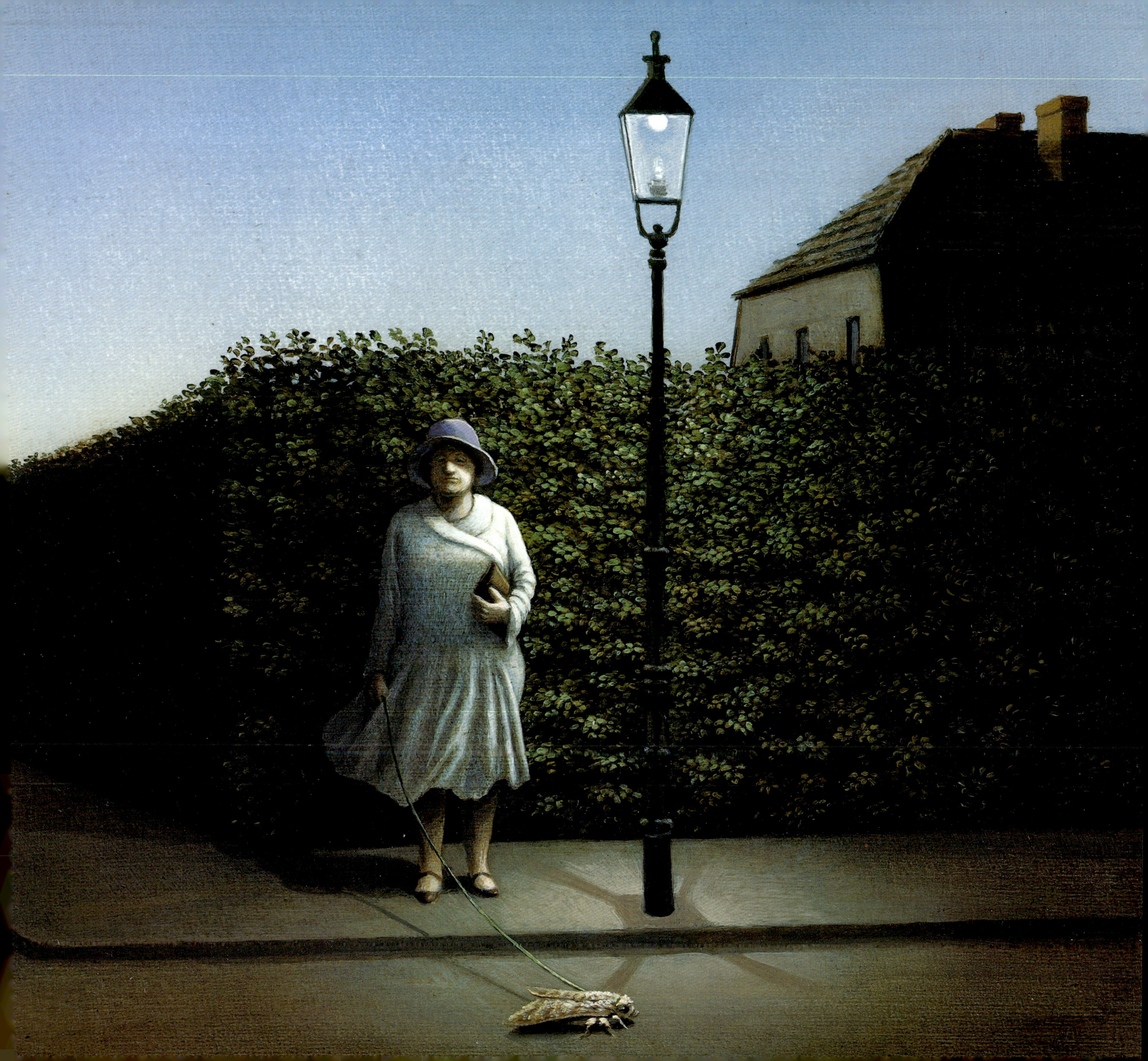

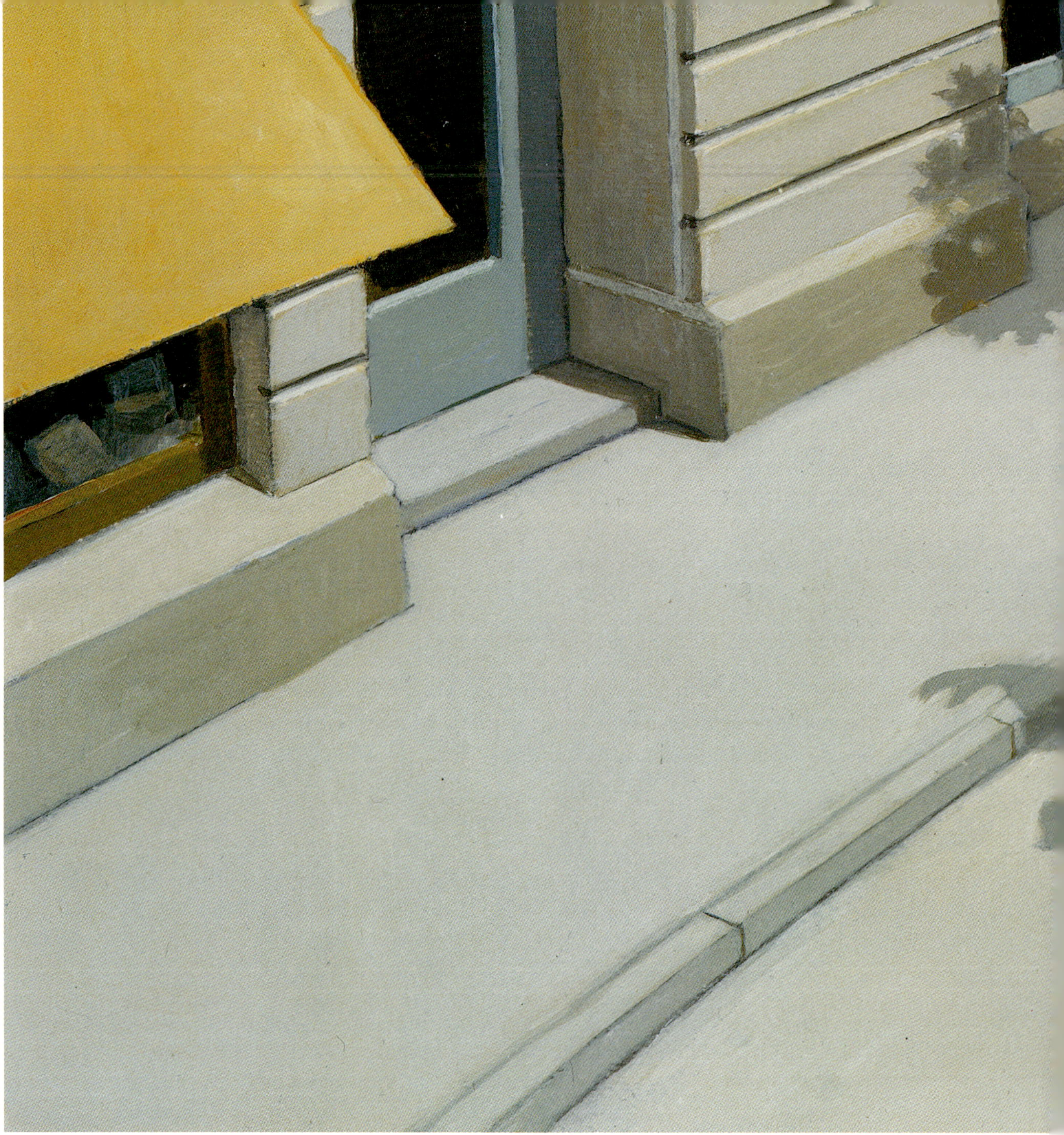

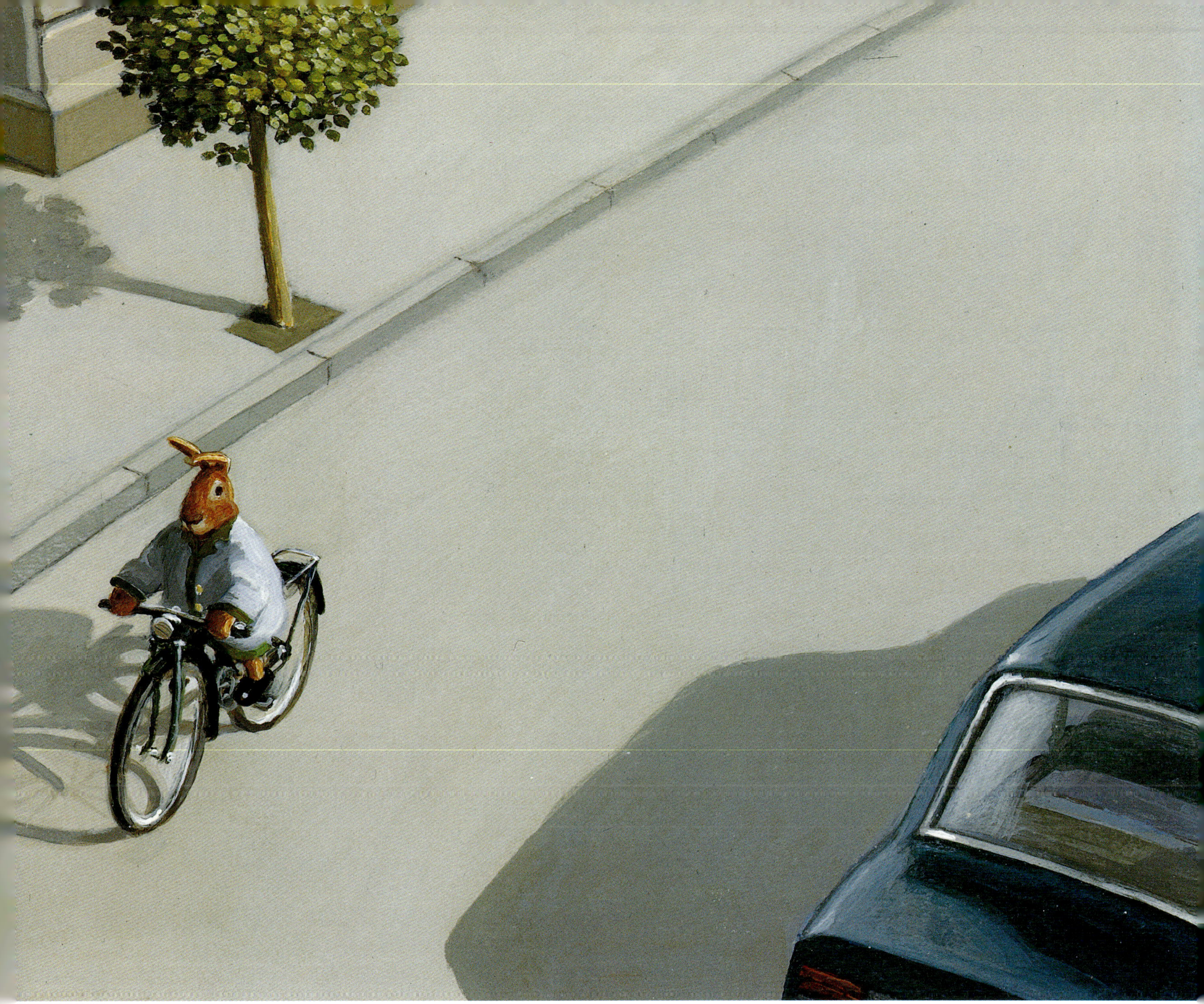

*Radfahrer*

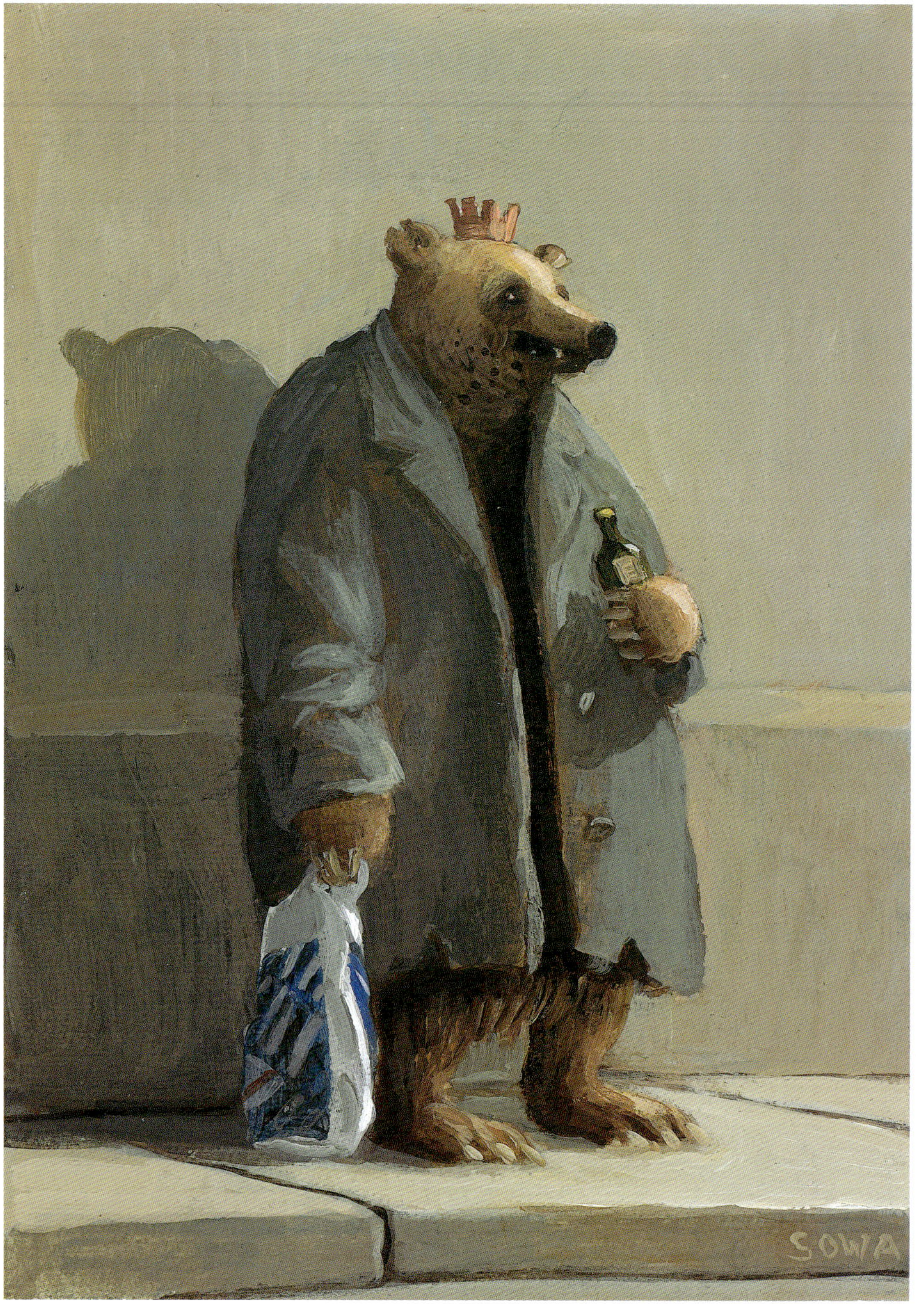


*Grüße aus der Hauptstadt*

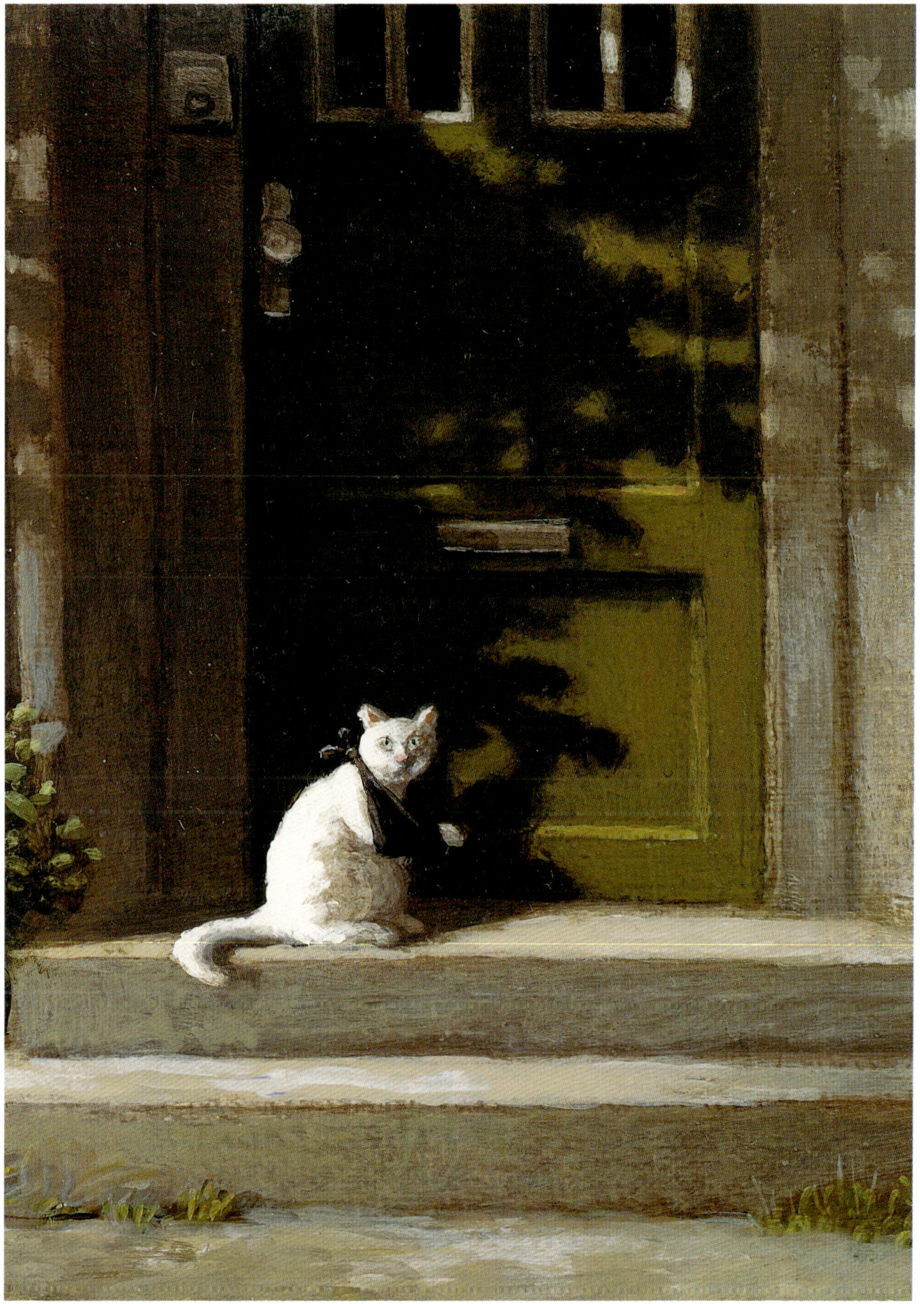

*Katze mit Armbinde*

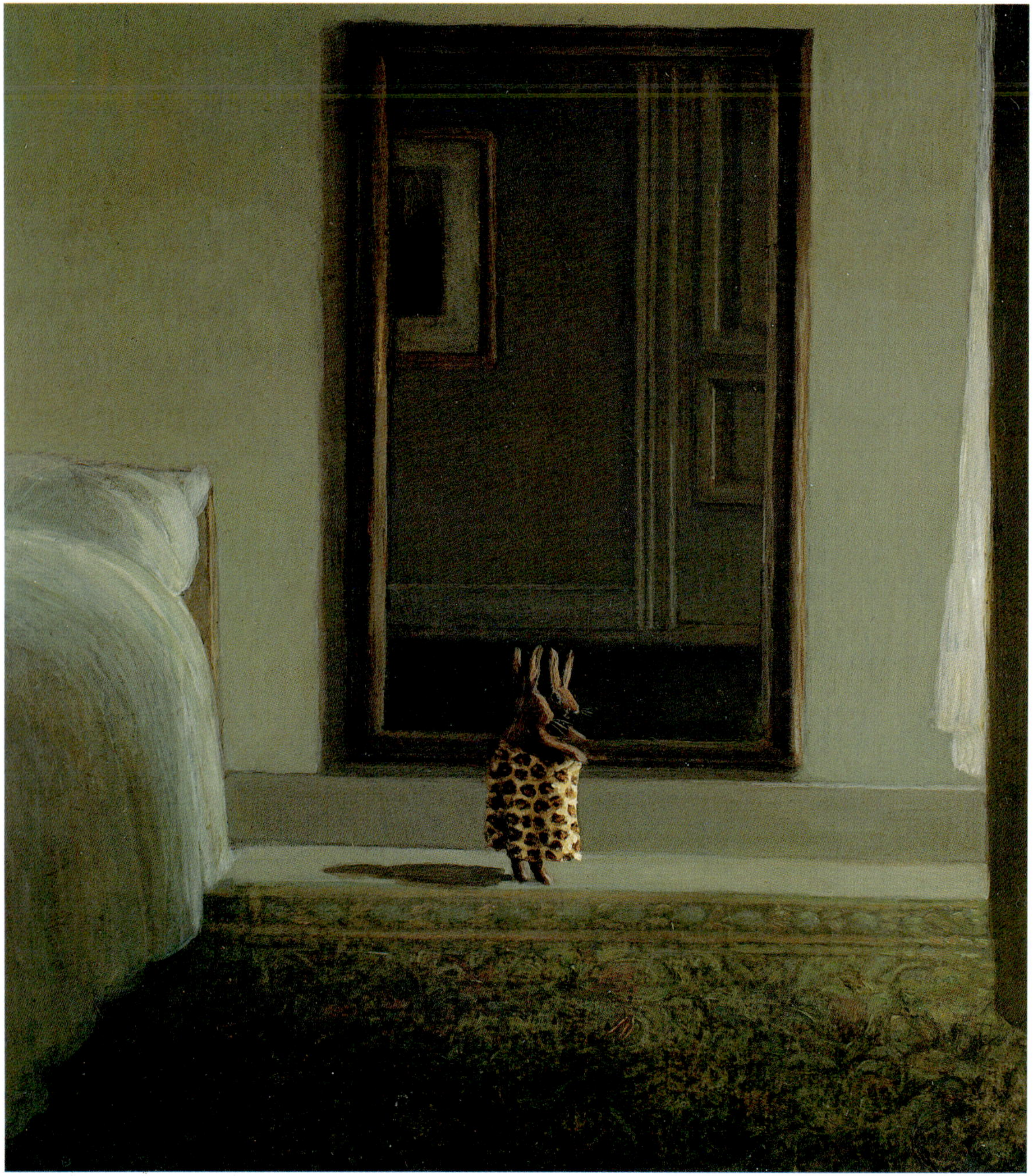

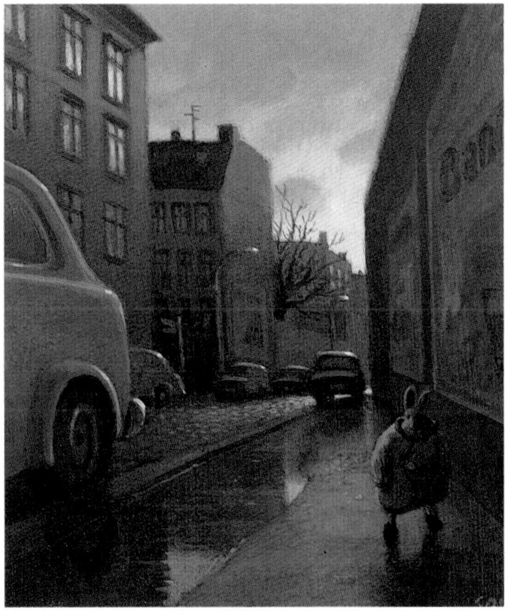

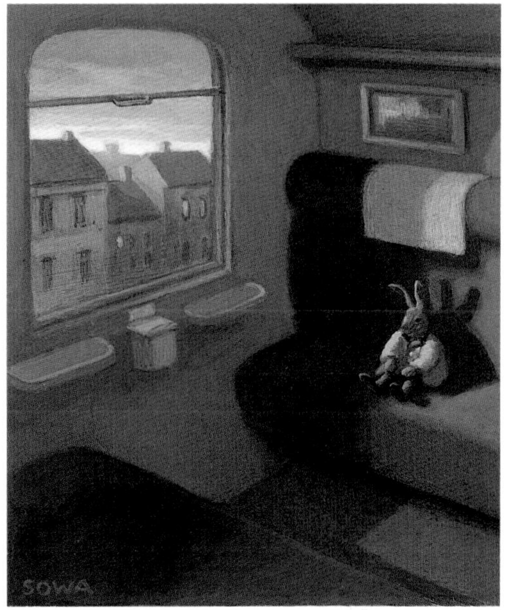


*Illustrationen aus "Esterhazy, eine Hasengeschichte"*

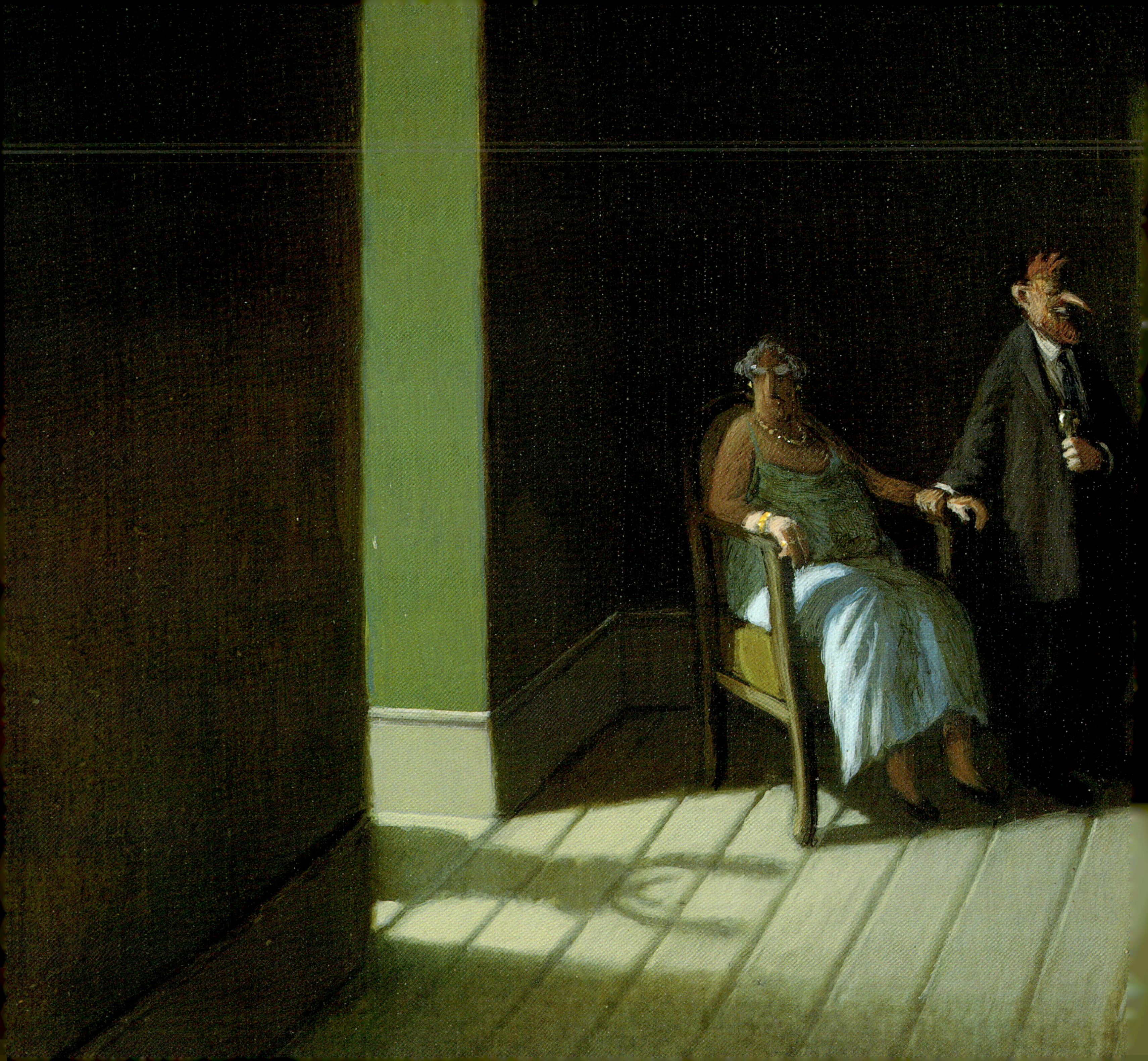

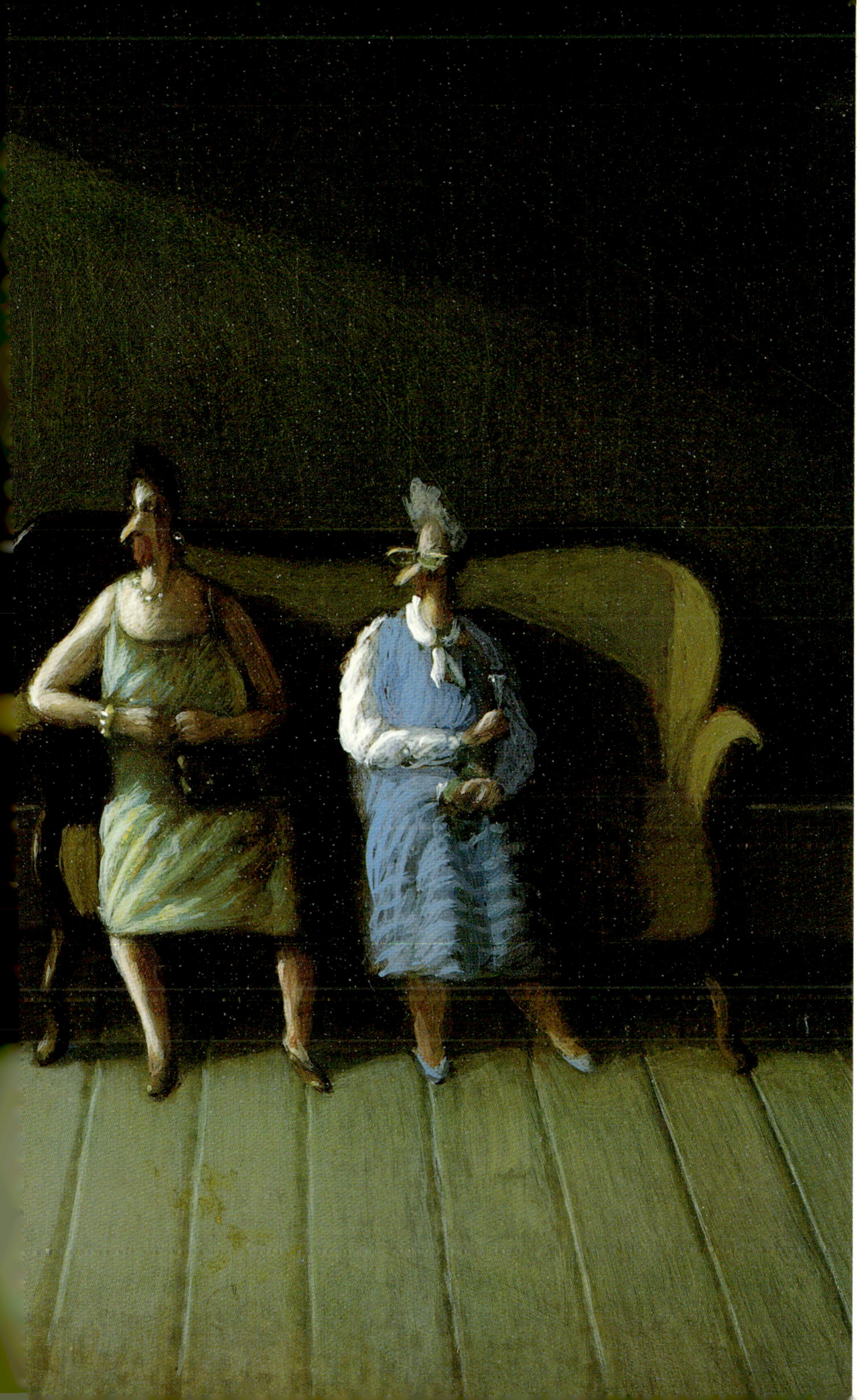

*Besuch (Detail)*

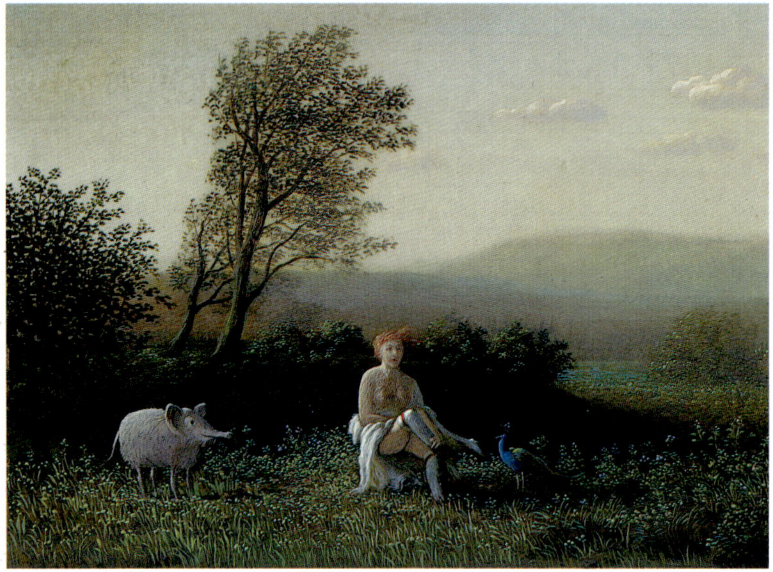

*Freunde*

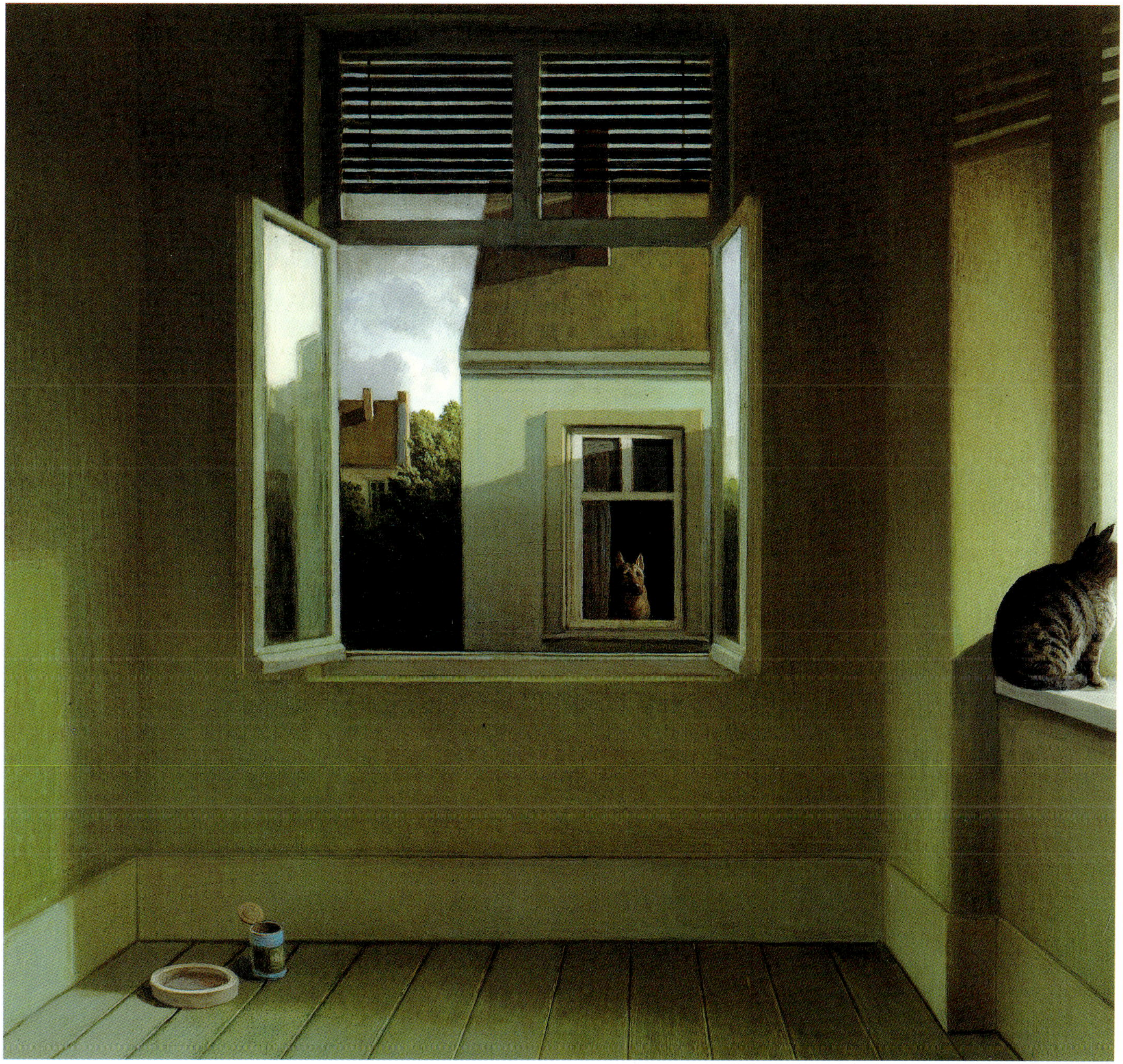

*Melancholie eines Sommerabends*

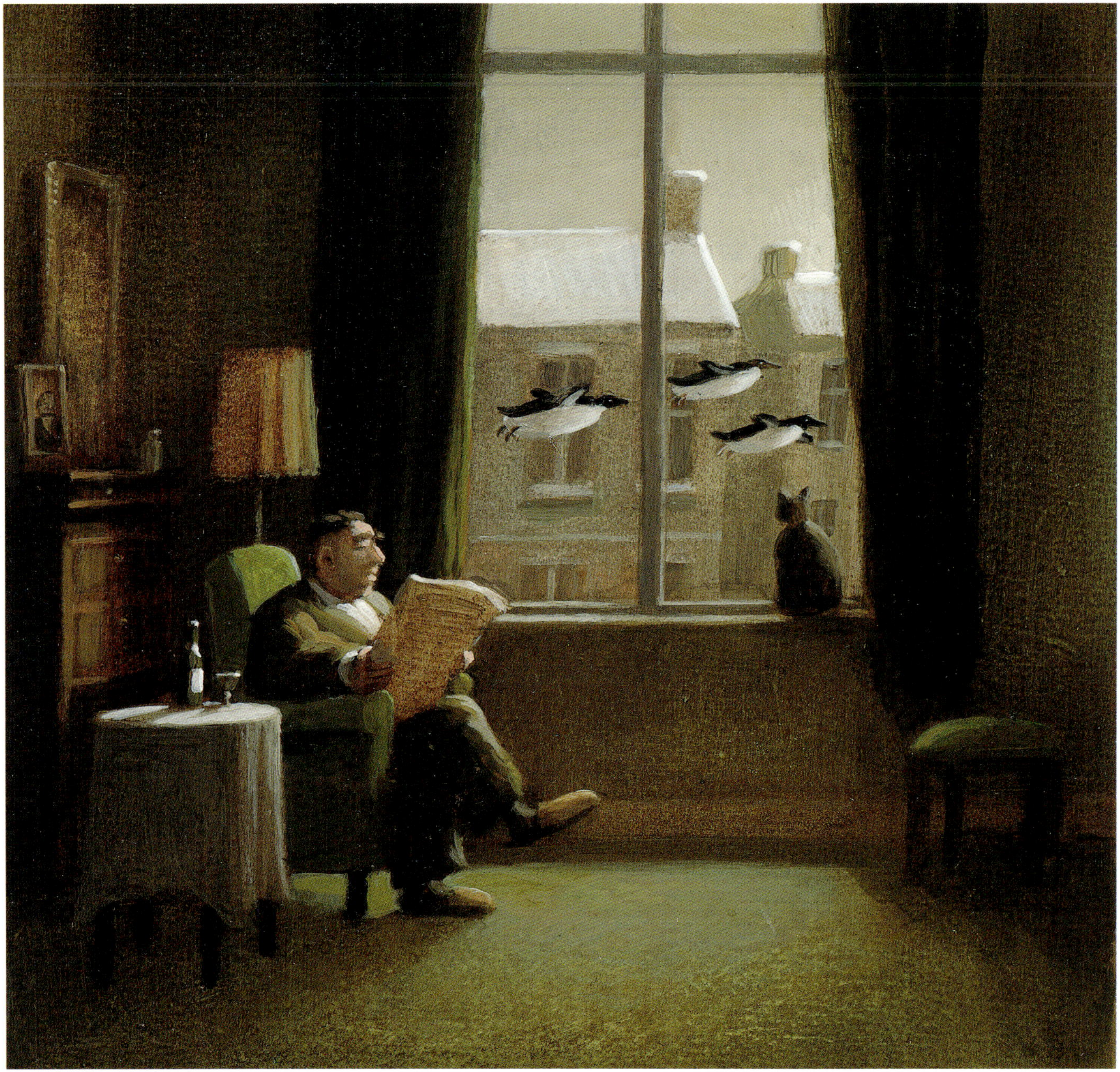

*Februar*

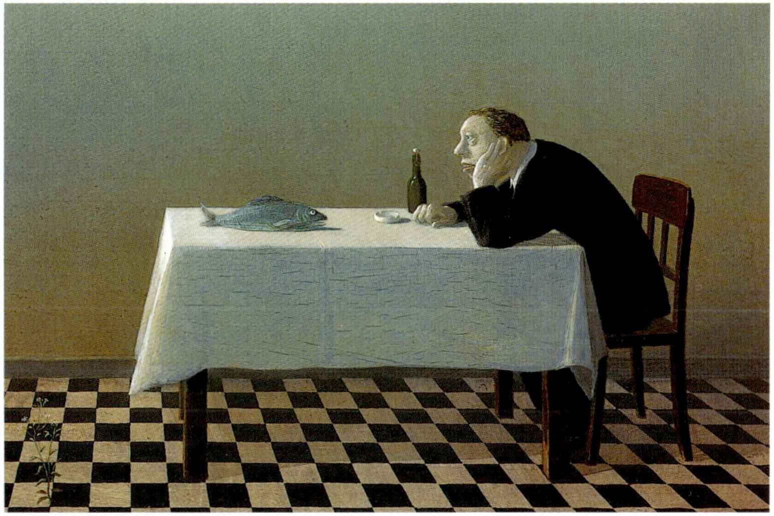

*Mann, Fisch, Tisch*

*Suppenschwein (Detail)* →

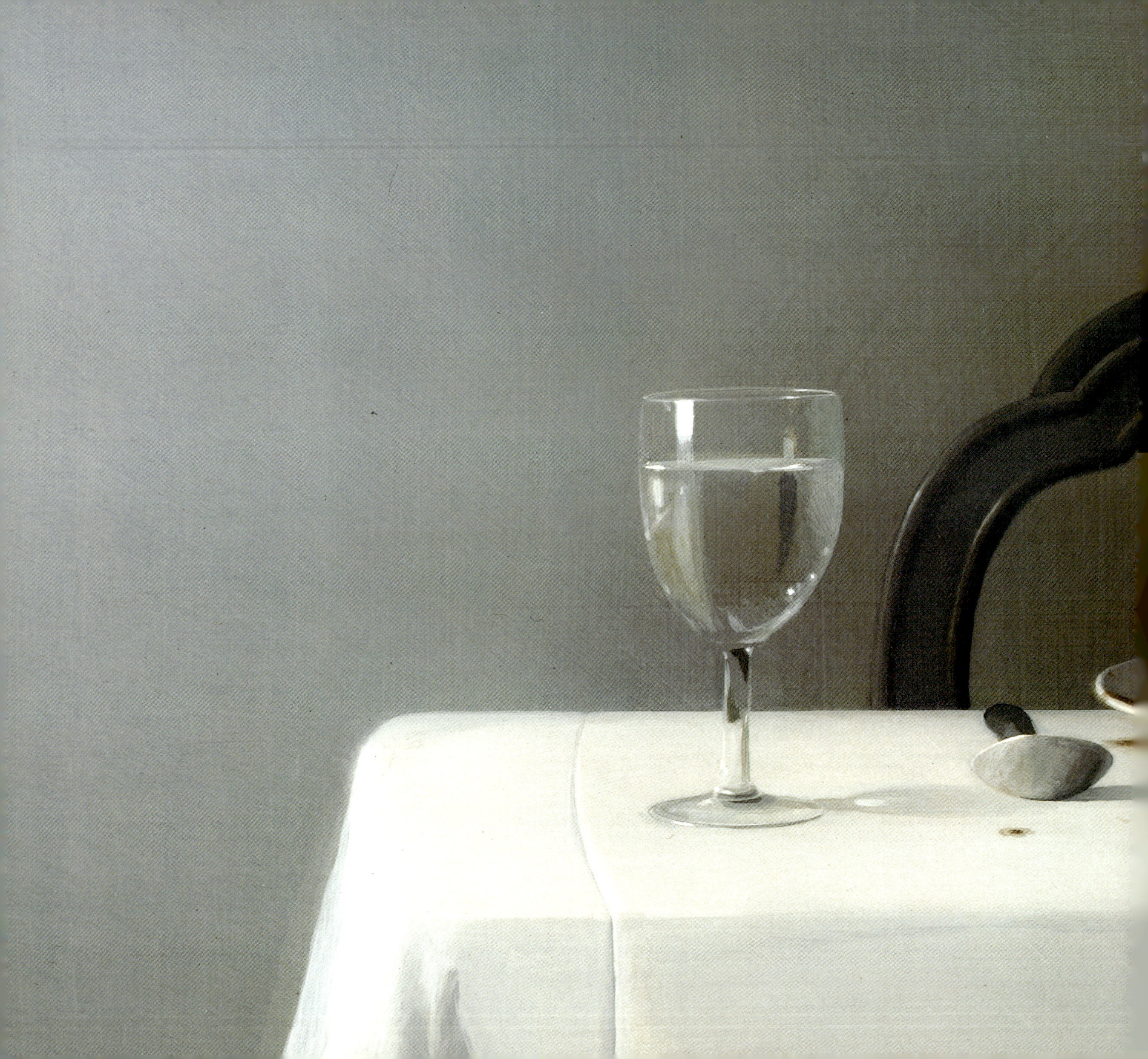

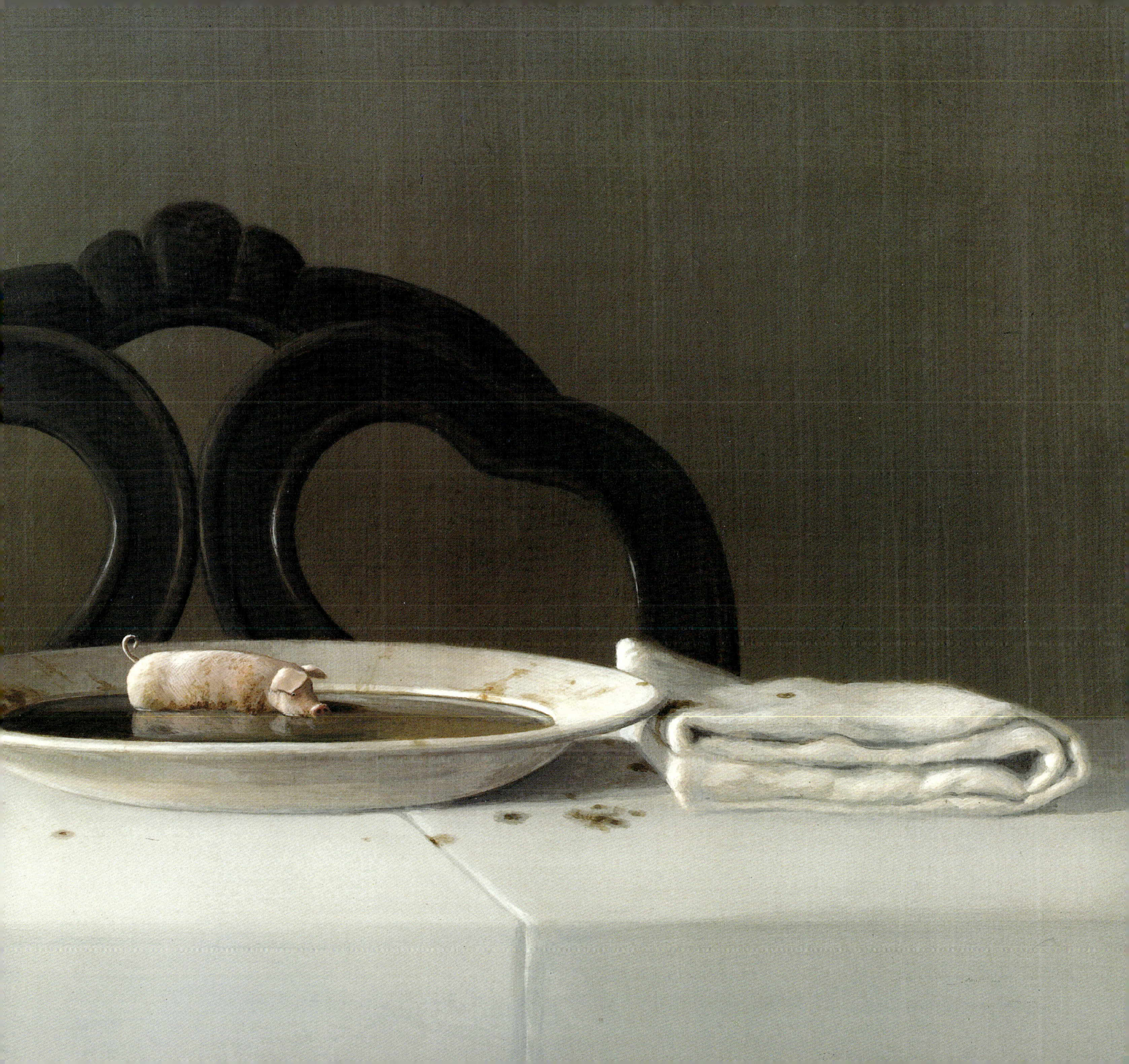

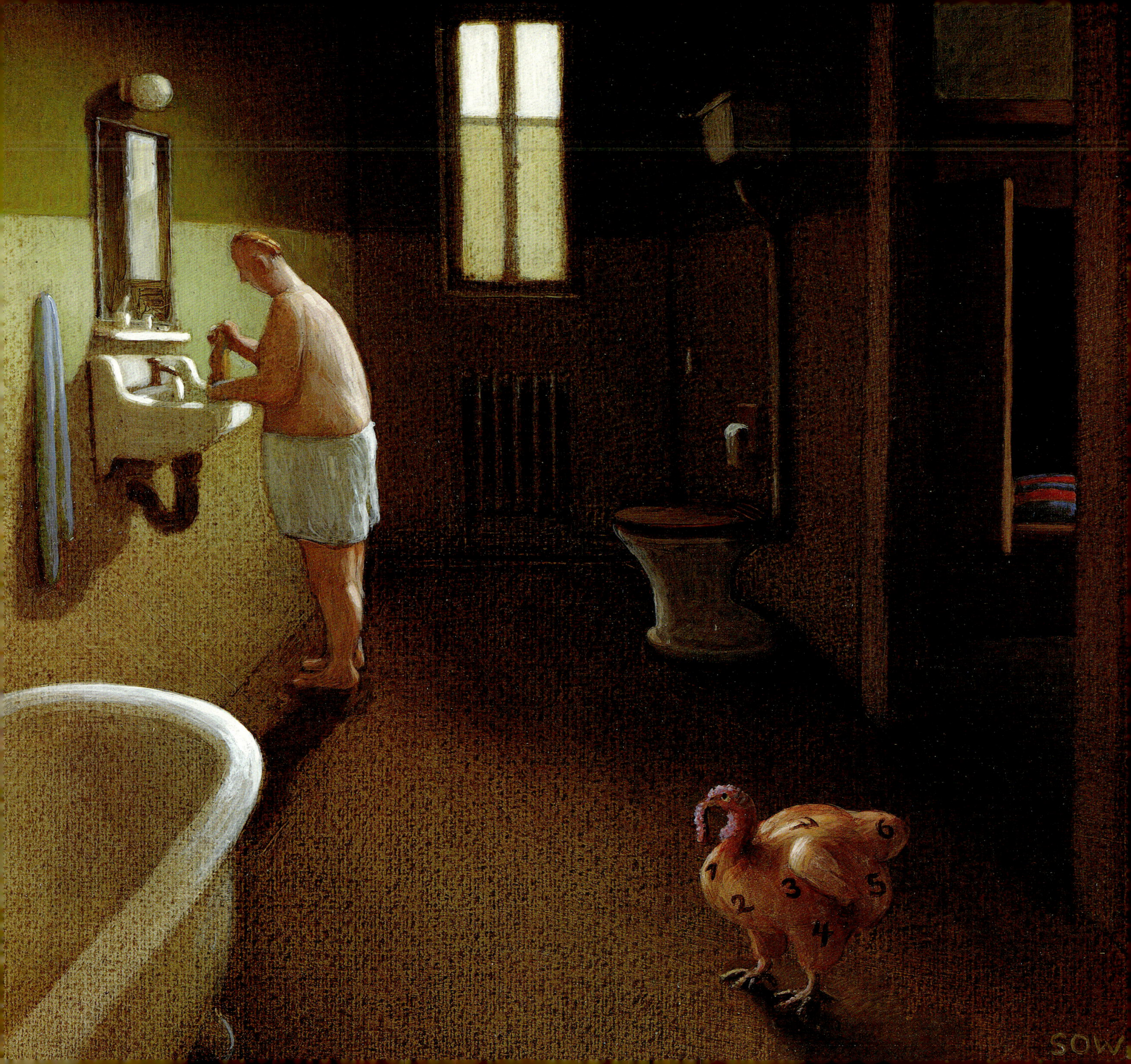
SOW

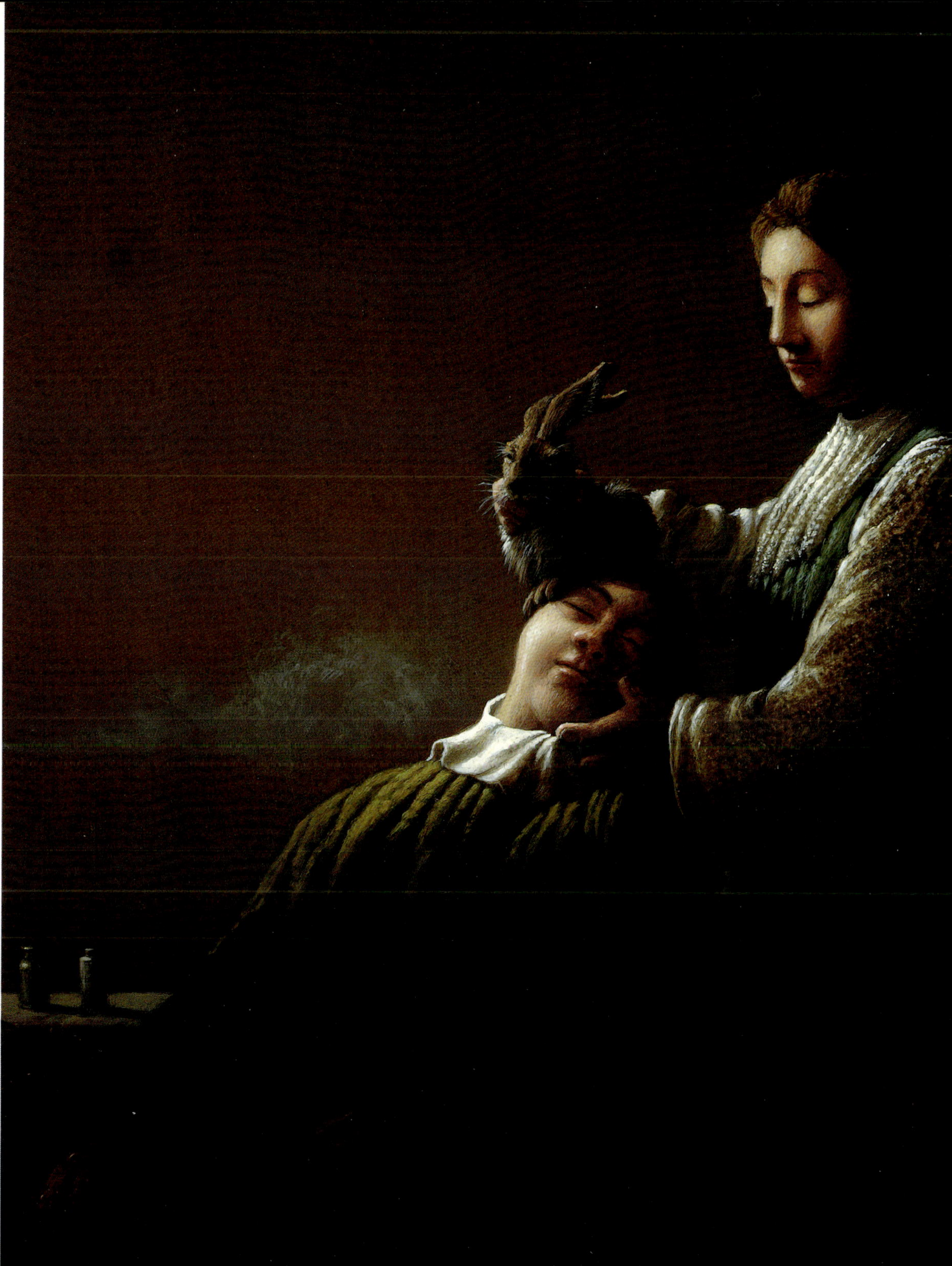

*Blitzentspannung*
*nach Waltraud*
*Birnbach-Wumme →*

*← Ein Puter hat*
*sieben Sorten Fleisch*

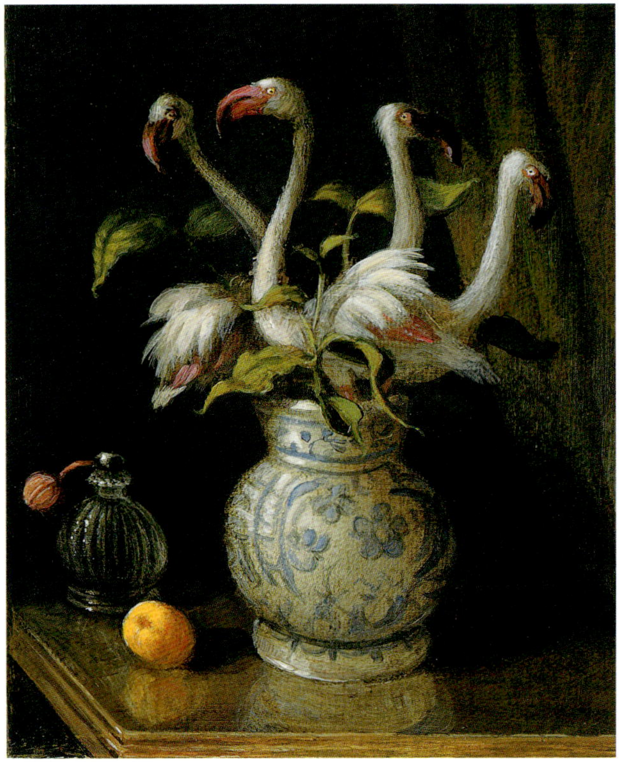

*Der Flamingo. Illustration aus "Hackes Tierleben"*

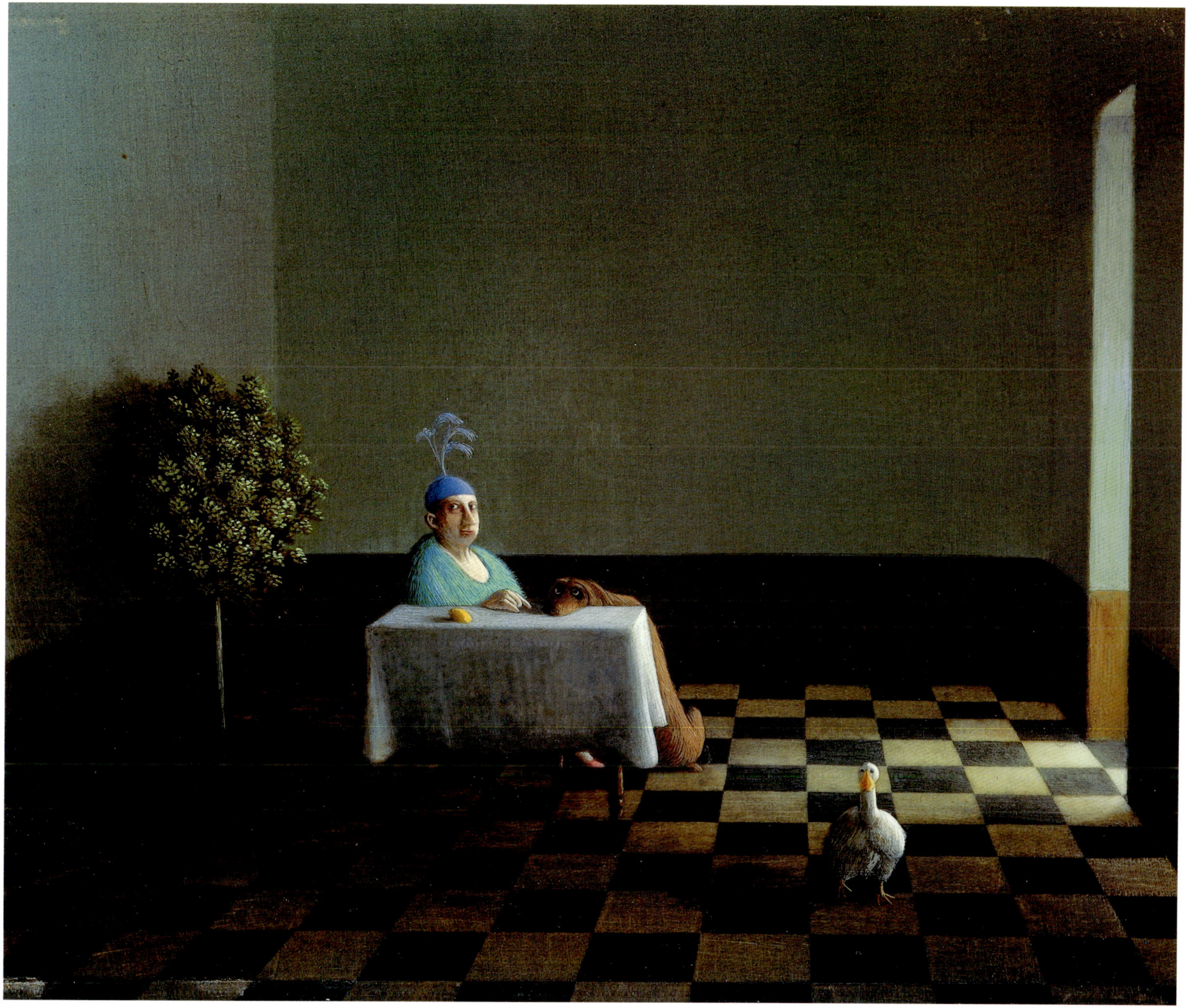

*Die letzten Stunden von Pompeji*

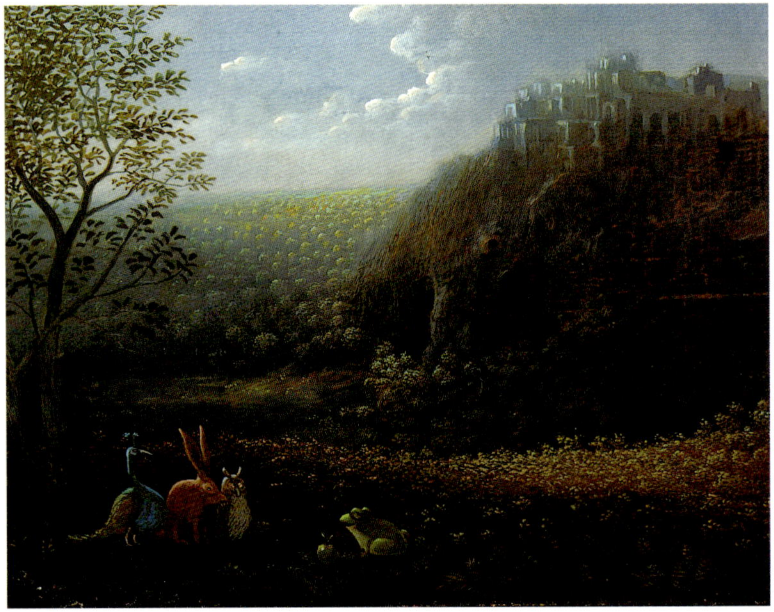

*Deutsche Heldensagen – Ein Mythos verpufft* →

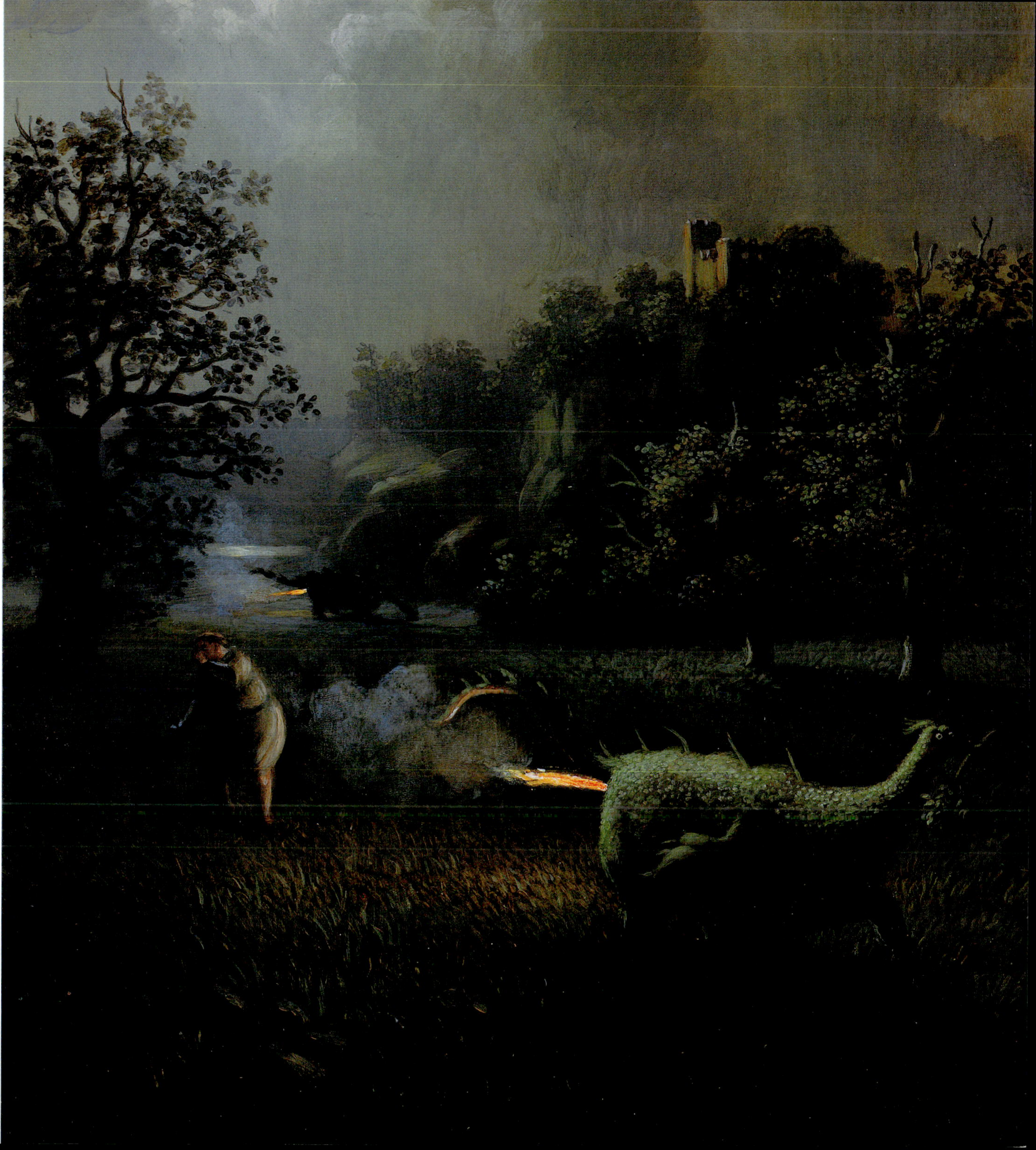

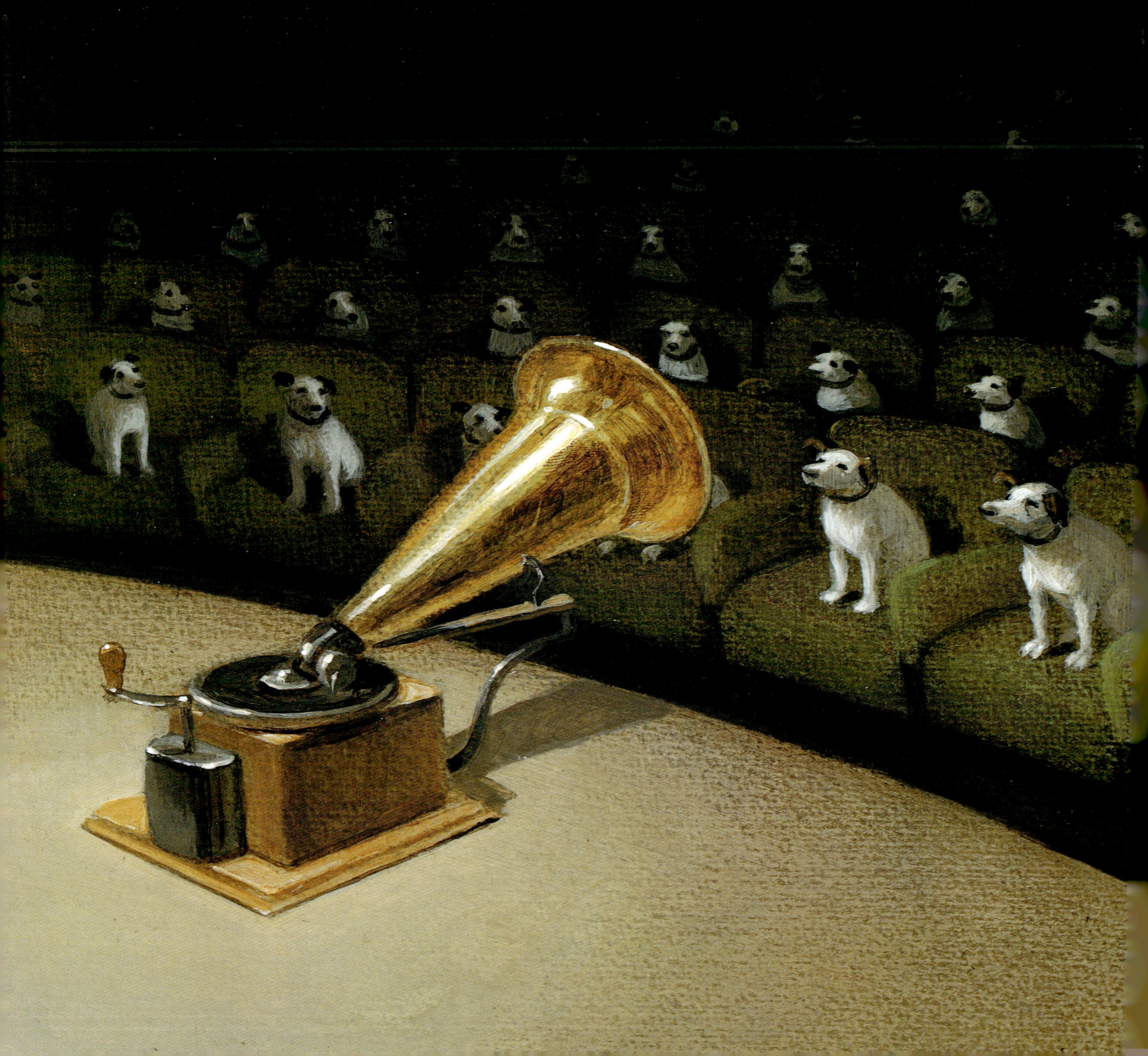

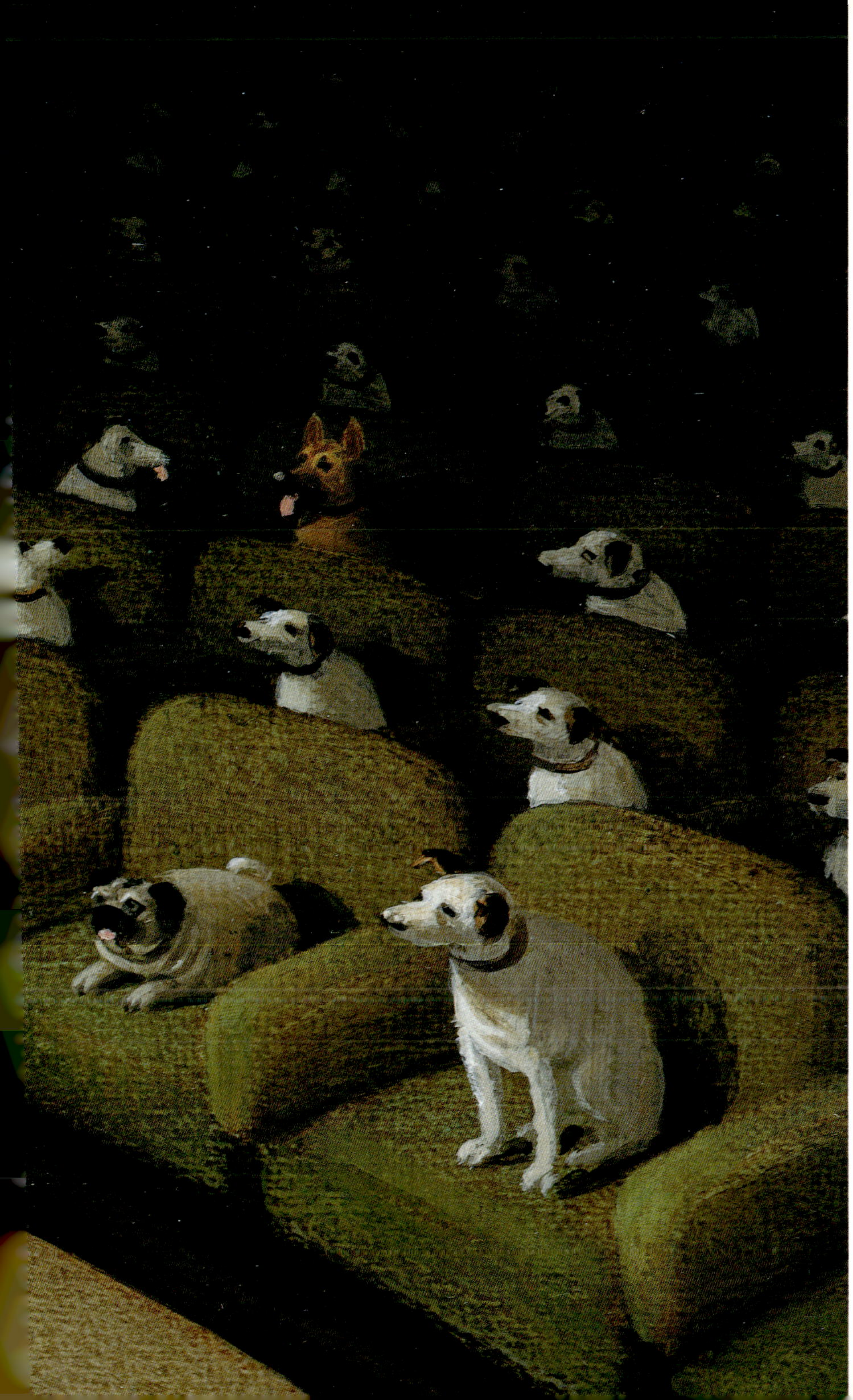

*Their master's voice*

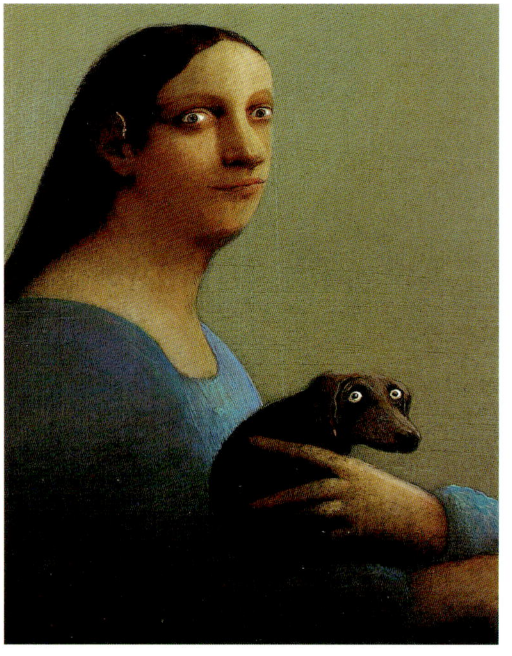

*Herbert*

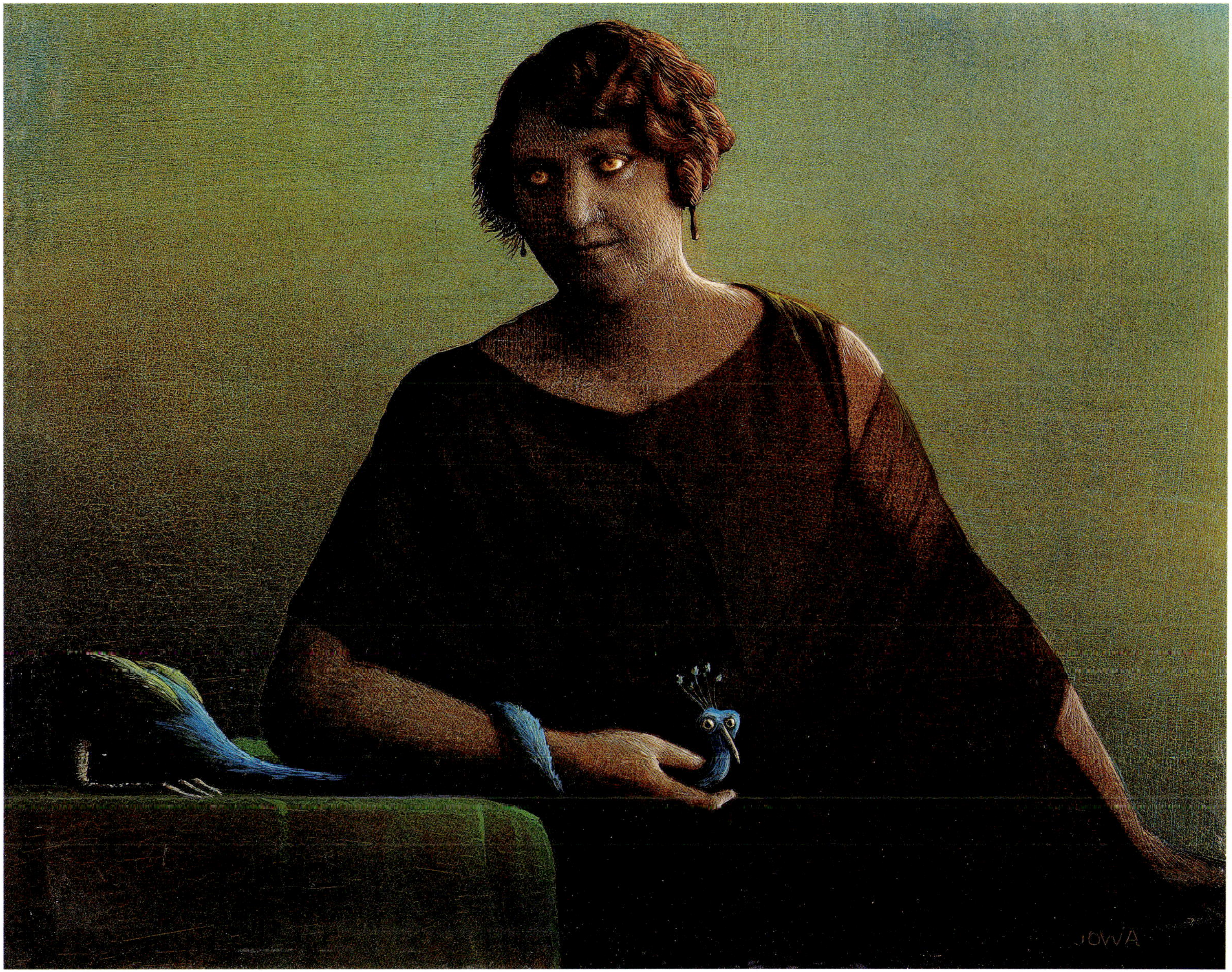


*Bildnis der Sängerin Lotte Strand*

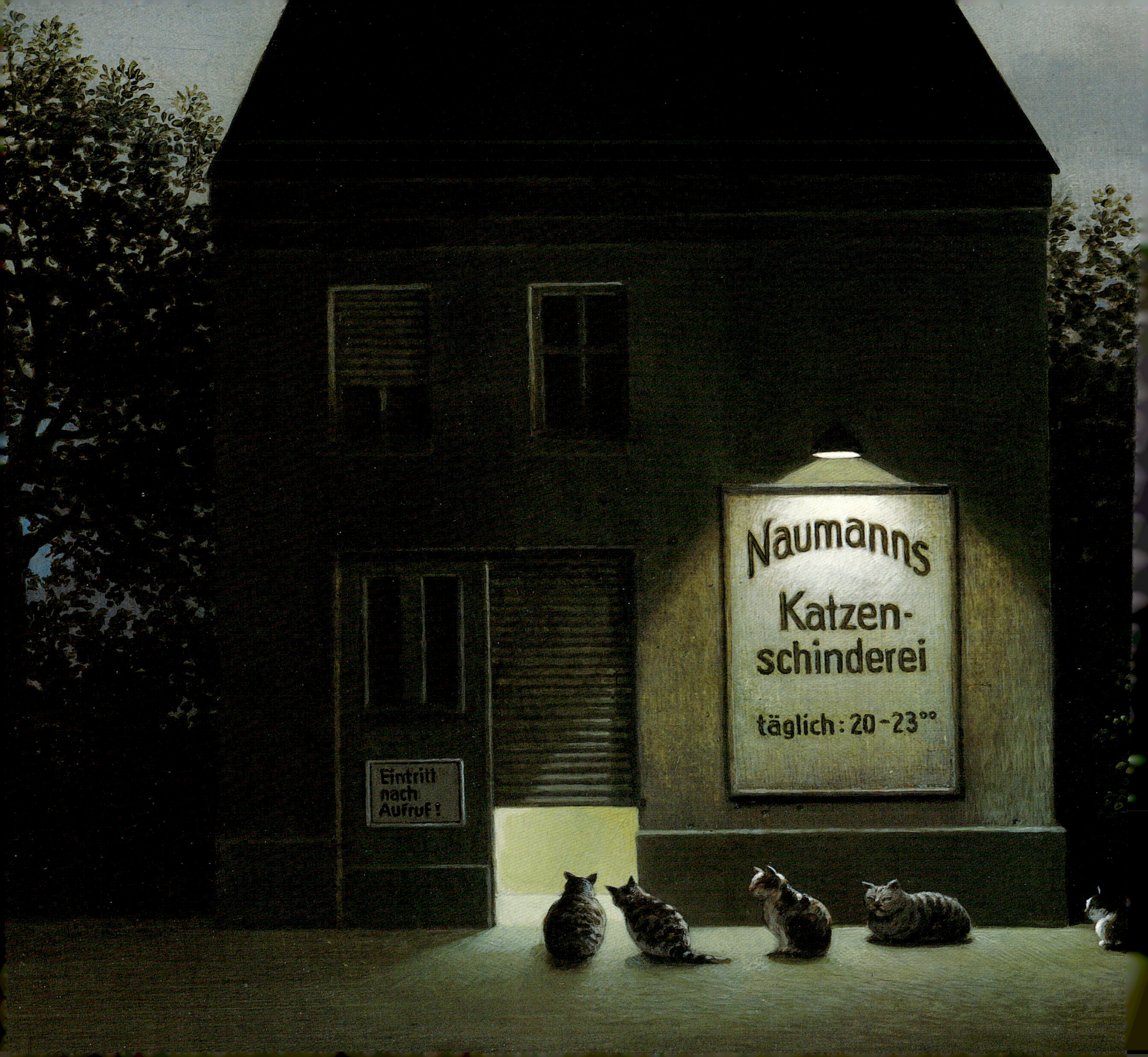
Naumanns
Katzen-
schinderei
täglich: 20-23°°
Eintritt
nach
Aufruf!

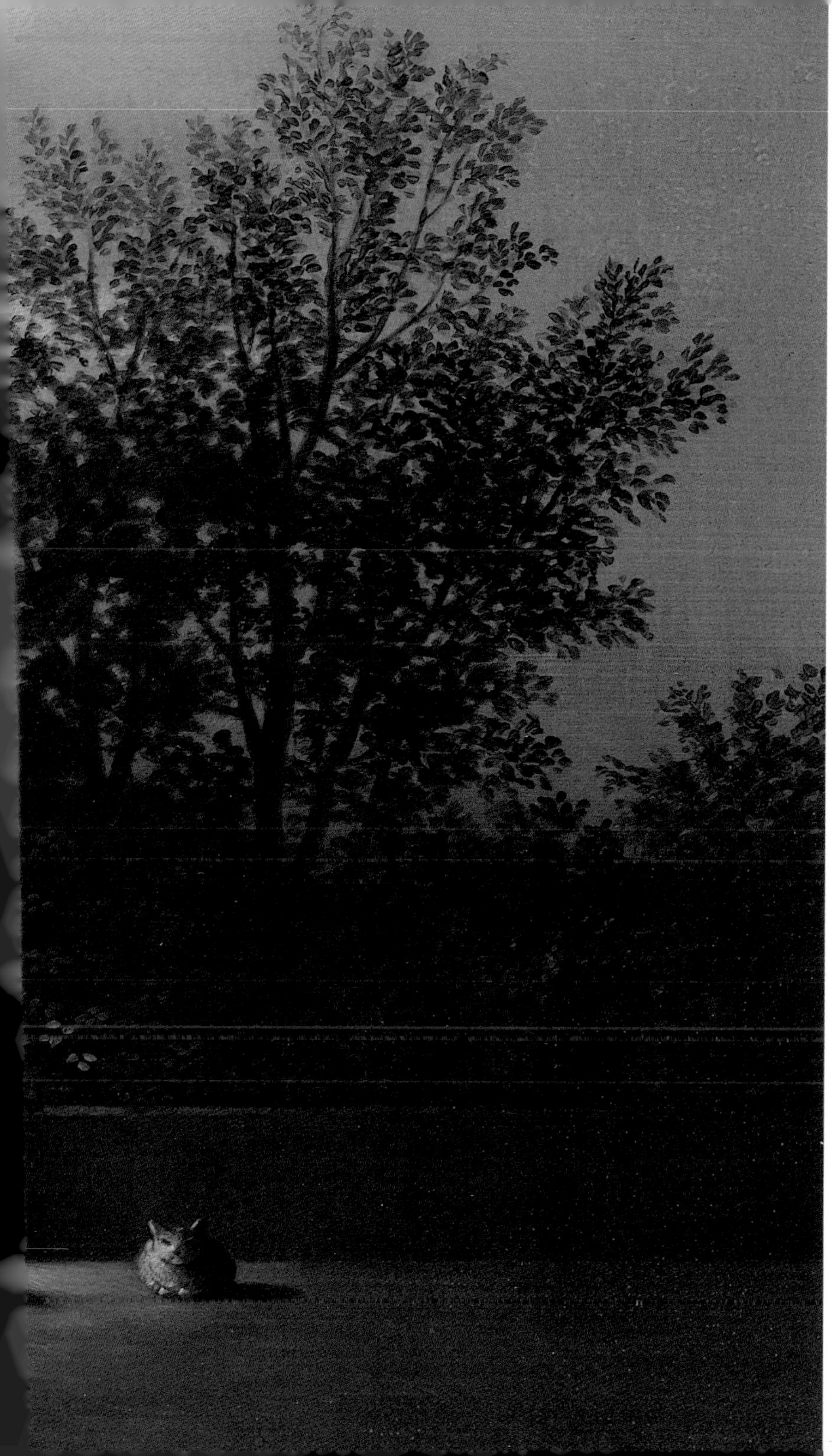

*Naumanns Katzenschinderei (Detail)*

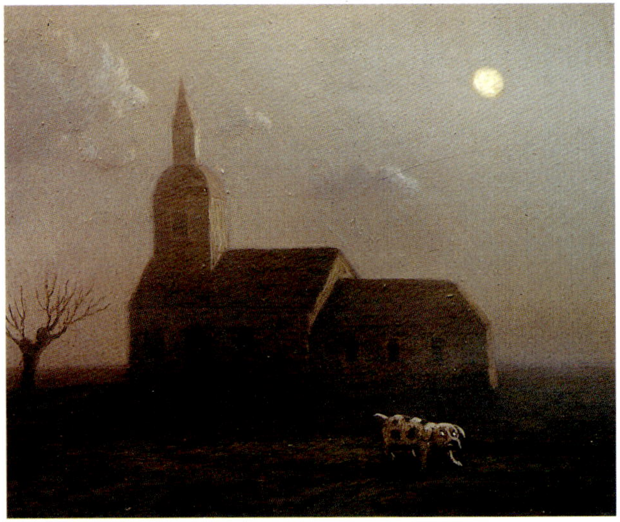

*Kirche zu den drei Schmerzen*

*Stadt in Angst* →

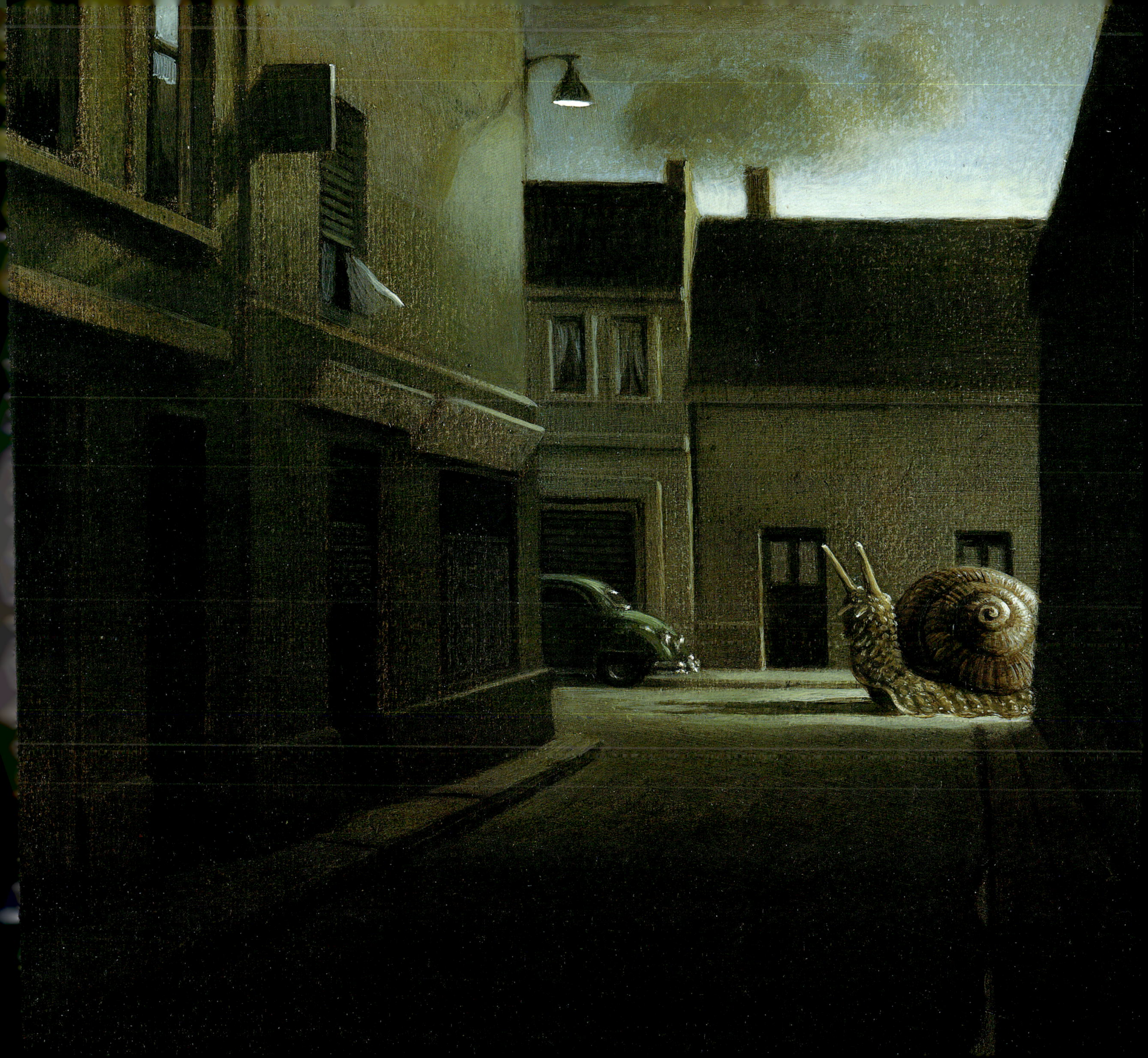

Frohe Ostern →

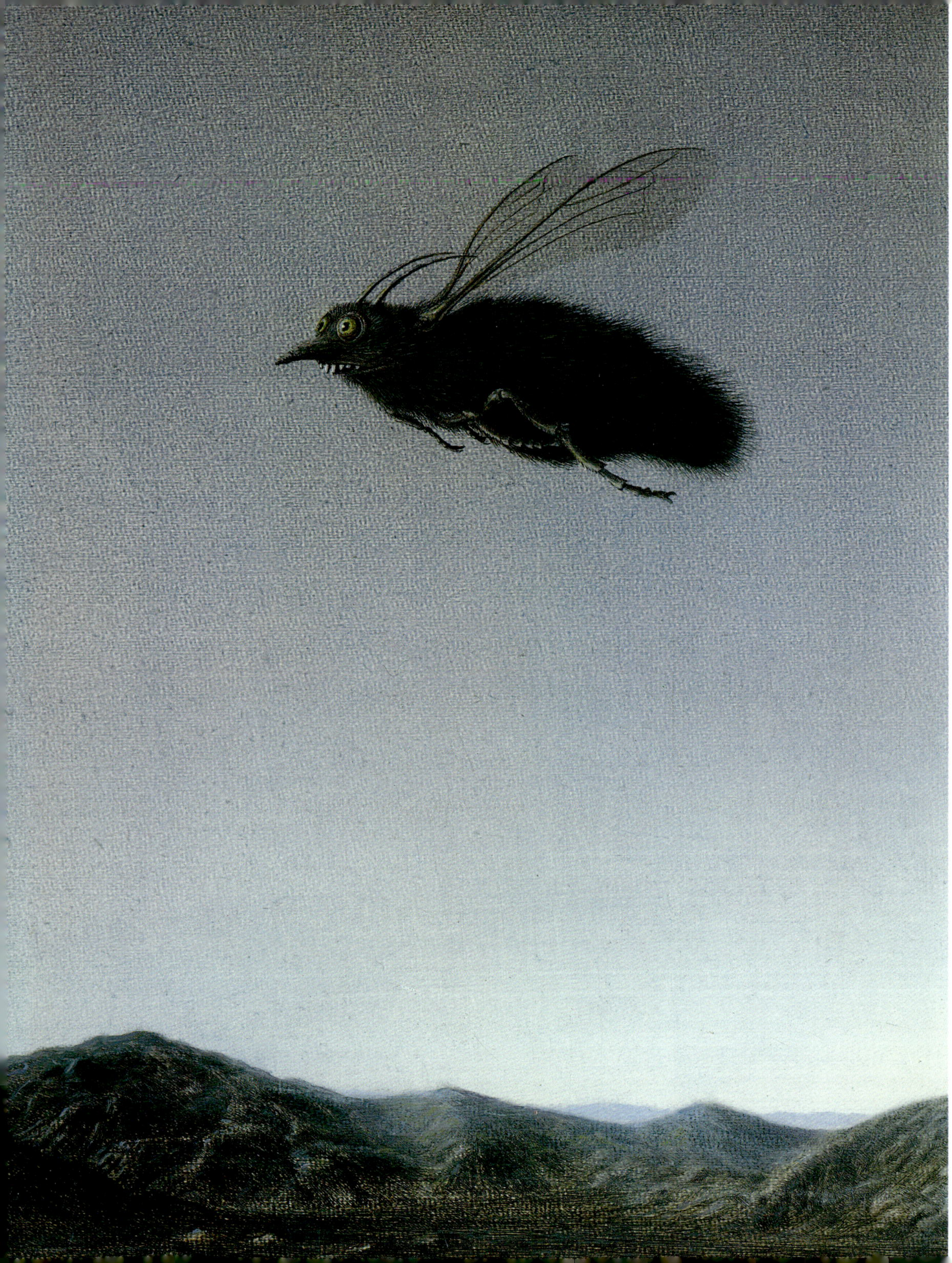

Schwerer Brummer

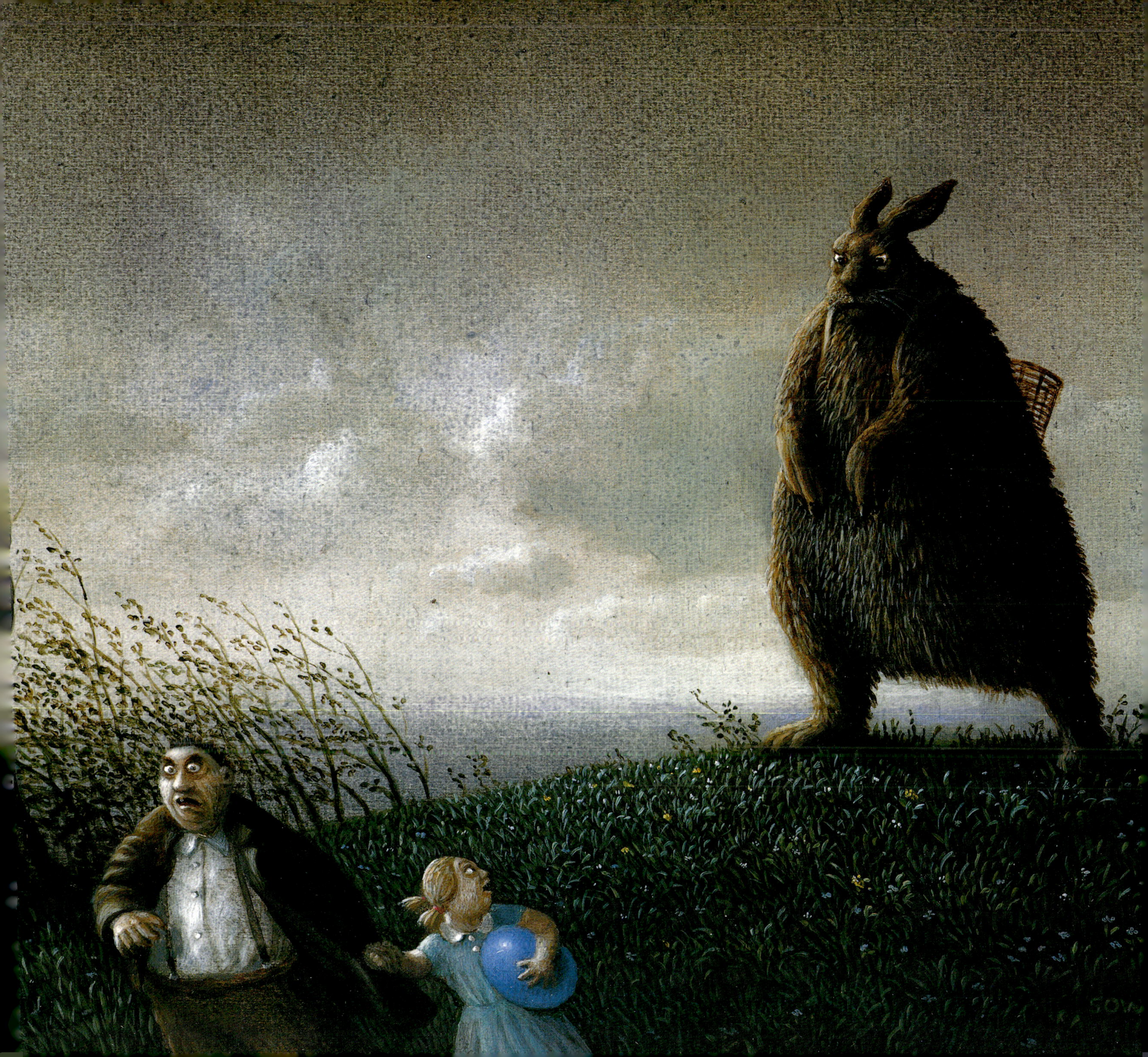

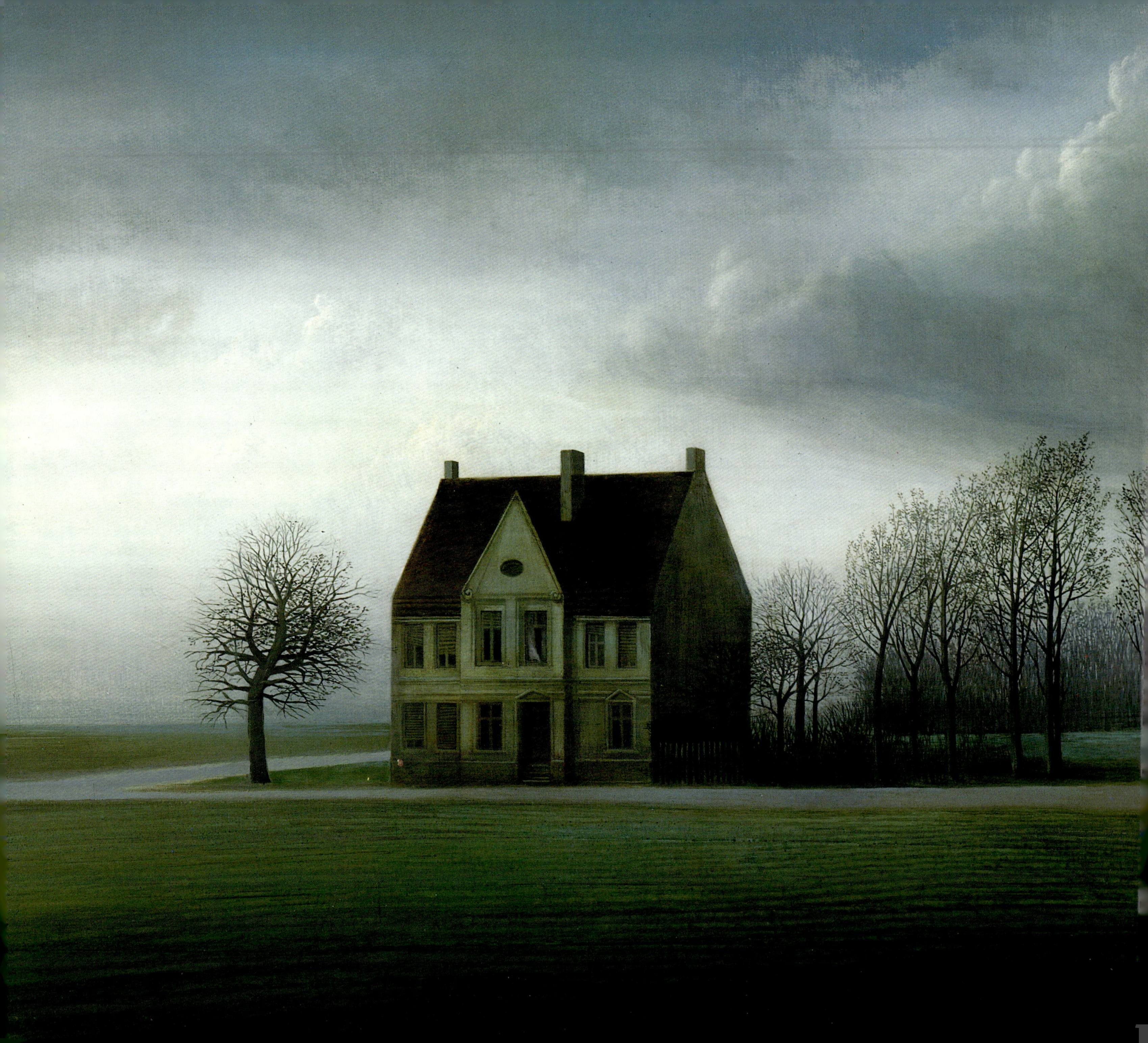

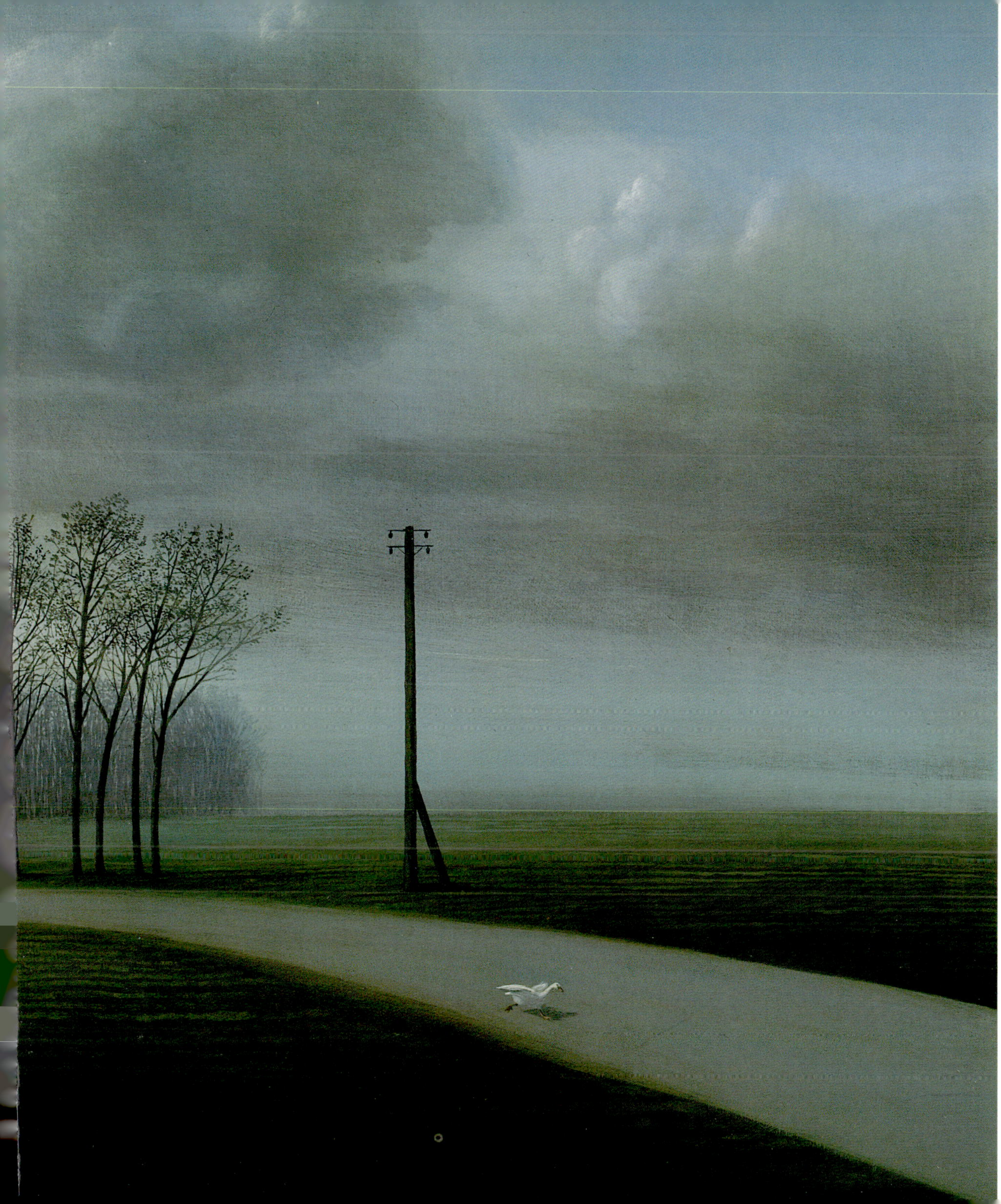

*Vor dem Fest (Detail)*

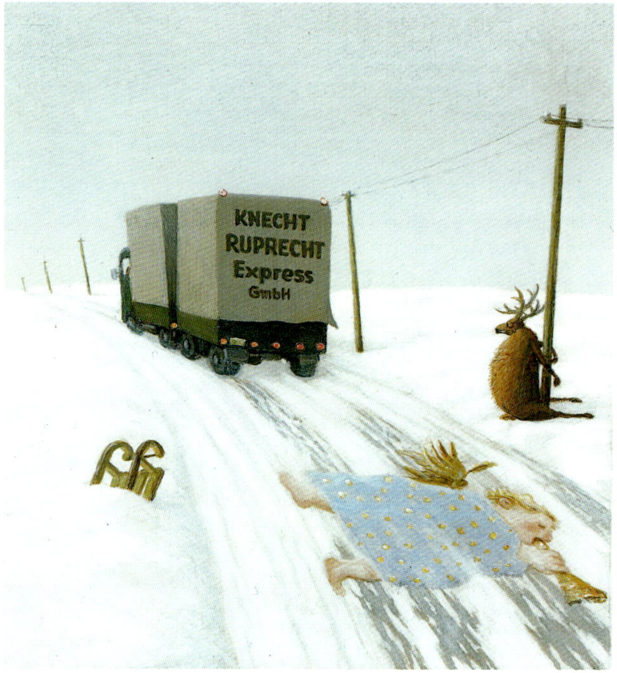


*Christmas is coming*

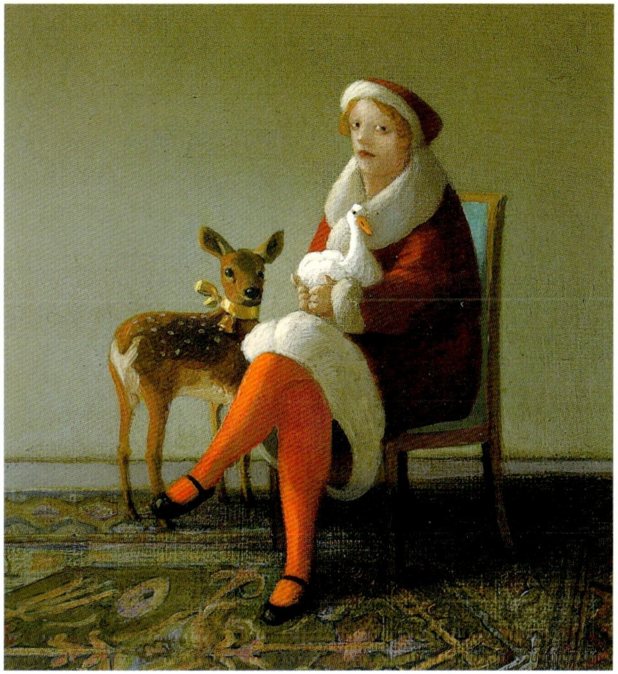

*Geruhsame Feiertage*

1. Auflage 1996


Deutsche Erstauflage Haffmans Verlag AG Zürich 1996
Gestaltung: Lidwien Steenbrink • Produktion: Eberhard Delius
Litho: Nova Concept, Berlin • Druck: Appl, Wemding

»Der Ruhe-Erzwinger« von Gerhard Polt


ISBN 3-251-00323-2